U0225679

[日]田路めぐみ（田路めぐみ）著　赵婠宁 译

東大医師が教える　最強の育毛革命

脱发自救指南

中信出版集团｜北京

图书在版编目（CIP）数据

脱发自救指南 /（日）田路爱著；赵婉宁译 . -- 北京：中信出版社，2021.7（2024.8重印）

ISBN 978-7-5217-3139-2

I. ①脱⋯ II. ①田⋯ ②赵⋯ III. ①秃病—防治—指南 IV. ①R758.71-62

中国版本图书馆CIP数据核字（2021）第 094335 号

脱发自救指南

著　　者：[日] 田路爱
译　　者：赵婉宁
出版发行：中信出版集团股份有限公司
　　　　　（北京市朝阳区东三环北路 27 号嘉铭中心　邮编　100020）
承 印 者：河北鹏润印刷有限公司

开　　本：880mm×1230mm　1/32　　印　张：5.5　　　字　数：110千字
版　　次：2021 年 7 月第 1 版　　　印　次：2024 年 8 月第 5 次印刷
京权图字：01–2020–7436
书　　号：ISBN 978–7–5217–3139–2
定　　价：59.00 元

目录

生发目标1：调整饮食

平衡膳食才能促进头发发育

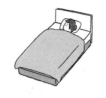

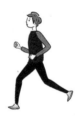

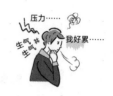

生发目标 4：减少压力

STRESS 第5章

压力减少，头发就会恢复健康

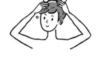

日常护理

HOME CARE 第6章

养成自然而然护理头发的习惯

生发前沿

MEDICINE 第7章

最新的生发剂与脱发治疗手段

推荐序

现代世界充斥着各种焦虑和对立，很难有一个话题能在绝大多数种族、性别、取向和年龄层之间得到共同的关注，或被回以相似的态度。

但脱发可以。

一直以来就有种说法，人类花了几十万年，走过漫长艰难的进化之路，脑袋越来越聪明，毛发也越来越少。可以说，脱发就是人类进化的表现，那些脱发的人站在了人类进化的前列，似乎应该高兴才是。

可多数脱发患者都高兴不起来。

毕竟，毛发虽然在生理上的意义被不断削弱，但它在人们的社会生活中，依然具有重要地位。尤其是"颜值经济"大行其道的今天，头发对外形的影响不言而喻。

因此，脱发不仅仅是一个世界性医学难题，也堪称一个世界性社会难题。

目前最常见的脱发类型要数雄激素源性脱发（androgenetic alopecia，以下简称AGA）和休止期脱发（telogen effluvium）。据统计，约30%的白人男性在30岁前就会出现AGA，而在我国，初步估计其患者数超过1亿，男性发病率达21.3%。当然，女性在这方面也并没有好到哪儿去。虽然AGA在女性中的发病率只有5.1%（其实也不算低），但另一种脱发——休止期脱发——却更加广泛地困扰着女性同胞。

脱发虽然看起来简单，"不就是掉头发吗"，但不管是临床表现还是发病机制，其实都纷繁复杂，治疗手段也不尽相同，各有各的重点，难以一言以蔽之，需要由专业的医生进行鉴别、诊断和治疗。

即便如此，这些脱发的疾病间还是有共性的，那就是毛囊状态不佳。头发都是由毛囊生长而来，多数脱发症状都伴随毛囊状态不佳，当毛囊状态得到明显改善时，脱发问题也会显著好转。

毛囊有生长期、退行期和休止期，大多数毛囊都处在生长期，勤勤恳恳工作，这样才能源源不断长出新的头发。而生长期的毛囊，在种种不良因素的刺激下，就会消极怠工，长势愁人，结果不仅导致毛发细软，看着很没精神的样子，还会提前由生长期进入退行期、休止期；甚至有毛囊因为在休止期待得太舒服，拒绝上班，不再进入生长期。

就像想"躺平"的各位。

如果是去脱发门诊看病，在有限的时间里，医生除了诊断和开药，顶多说一句"早点睡觉，不要焦虑、劳累"，就打发你回家了。患者当时往往觉得自己懂了，回到家里，面对一桩一件的生活小事时，又开始疑惑到底该怎么做，甚至根本不知道哪些事会和脱发有关，便自行其是。日常的注意事项做不到位，毛囊就还会是一副没干劲的样子，脱发的治疗效果也大打折扣。而欠佳的效果又很容易让患者失去治疗脱发的信心，自暴自弃，最后宿命般地走上秃头之路。

而田路医生这本书，就替我们医生把平时想说但没时间说的话，科学、耐心且极其细致地说了出来，基本涵盖了生活的所有方面，堪称傻瓜式护发指导，不管什么类型的脱发患者，都能从中受益。

看完这本书，相信大家就都能有理有据地朝着自己的毛囊大喊一声：

"别躺平了，毛囊同学，你得支棱起来呀！"

谢恒

南方医科大学皮肤病医院（广东省皮肤病医院）医学美容科主治医师，

四川大学华西临床医学院博士

2021 年 6 月

引言

各位，在头发护理方面是否都很有自信呢？

还是说，认为脱发都是因为遗传或者上了年纪以后不可避免，而干脆放弃了呢？

古今中外，脱发问题不仅令男性如临大敌，对女性来说也是切肤之痛。这是与我们休戚相关的问题，所有人都一心企盼一个切实的解决方案，然而在科技如此发达的现代社会，为何依旧没有完美的解决方案呢？

这是因为，**大家只将发根当作生发的目标，而忽视了制造头发的地基——身体。**

是不是只要按一个开关，我们的头发就会自动长出来呢……并没有这种便宜事。

说到底，头发这种人体组织的有无，并不会给延续生命造成影响。所以每当身体出现营养跟不上、血液循环不好、睡眠不足等不利的情况时，头发便会被率先舍弃，变得虚弱。更何况头发位于身体的顶端，在极易堆积疲劳与肌肉僵化的脖子之上，本来营养就很难输送过去，容易出现各种问题。再加上头发比身体其他部位更容易暴露在紫外线下，皮脂、定型剂和空气中的污染物也会残留在上面。可以说，头发待在那里承受了很大压力呢。

让我们先根据浮夸的广告进行假设：那些看似具有生发、育发功效的成分真的能深入发根。仅依靠内服药或外用药有时的确也能收获不错的效果，但这种情况有一个必要的前提，即生发必需的地基还有余力。除此之外的案例里，要么是对药物没有反应，要么是开始时情况有所改善，后期渐渐没了效果，最终又回到一开始的状态。

事实上，即使发根接收到"头发啊，快快生长吧"的信号，如果制造毛发的细胞、供养细胞的头皮，以及为头皮提供营养、氧气和激素的五脏六腑缺少"生发的力量"，也必然再次回到起点，永远重复着拉锯游戏。

迄今为止，对脱发的治疗之所以总被贴上"不靠谱"的标签，也是因为没有解决这部分问题。

不管不顾地一味用药，头发也不会长出来。

可如果从调整自身开始，由内而外地改善，头发就会"自己长出来"。

观察一只动物是否有精神的时候，都是看毛发顺不顺、有没有光泽，对吧？如果消化吸收力好，身体各个部位有充足的氧气和营养，体内激素保持良好的平衡，新陈代谢也正常，那么毛发看起来自然就顺滑、美丽。

一头乌黑浓密、散发光泽的长发，曾经是古代美人的条件之一。能拥有如此美丽的黑色长发，说明这个身体里营养充沛，能够充分提供必需的激素群，是适合生育后代的母体。而男性也会出于本能被这种特质吸引，因此秀发出众的女性身边会聚集众多的追求者。当然，性别调换一下也是一样的。

可以说，**"头发是健康的晴雨表"**。

根据自己多次濒临脱发危机又取胜的经验，我筛选了迄今为止在脱发治疗中必然出现的几个问题。为了解决这些问题，我在2015 年开设了专门的生发门诊，寻求能够从根本上改善脱发问题的治疗方案。

在这里，我接待了各种因脱发而苦恼的人，男女老少都有。其中更有不少人曾经辗转于其他医院或诊所，受所谓的生发药带来的副作用困扰，为寻求不依靠药物的治疗方法而来到此处。

我的治疗方法基本上不会涉及任何副作用不明确的药物。因此，与"头发眼看就变得浓密起来"的生发药相比，可能并不能展现那样迅猛的变化。不过，身体由内而外的变化尽管缓慢，却是实实在在的。头发实实在在地变得粗壮起来，也逐渐恢复了柔韧、弹性和光泽，而暴露的头皮则会慢慢变少。

而且，**通过这种方法获得头发和健康，将提升你今后的生活质量。**

在本书中，我着重讲解了生活习惯方面的改善要点，不过伴随自身生发能力的增强，算好时机，配合使用副作用小的药物，那么药物也能令治疗事半功倍，成为值得信赖的伙伴。

就AGA而言，一大部分原因都与雄激素有关，因此普遍会使用非那雄胺这种副作用比较小的药物进行治疗，比如知名商品"保法止"①，想必大家也有所耳闻。如果使用得当，这也是非常行之有效的治疗方法之一。

不过，作用于头发的激素其实还有很多，通过改善生活习惯，与这些能够帮助头发生长的激素建立良好的关系，那么即使不借助药物，也有很大希望改善脱发问题。

各位知道为什么代谢综合征会成为脱发的原因吗？

会不会觉得健身导致雄激素增加，反而会加重脱发呢？

有没有想过消除压力和深度睡眠对头发到底有多么重要呢？

针对脱发，必须以综合实力来应对。

即使单方面的努力敌不过，但同时攻破几大问题来提升身体的机能，最终生发能力也会跟着水涨船高的。

遗憾的是，大多数医院和诊所都没有将头发与生活习惯的密切关系传达给患者。即便是在医生之中，也有人没有充分认识到这一点的重要性，而且就算他们知道，在短短的诊疗过程中，仅凭一张处方也很难讲清楚。

为了头发，我们能够身体力行的事情还有很多。

---

① 即非那雄胺片，目前唯一获得广泛承认的口服AGA治疗药物。——译者注

撰写这本书，就是希望大家了解这些知识点，并一个一个列举出来，尽可能以通俗易懂、循序渐进的方式帮助各位理解它们是如何关联的，以及每天的生活是如何培育你的头发的。

　　为了那些道理虽懂但实际执行起来还是会不知所措的人，我特意在书中塞满了各种具体案例，相信大家看到后一定会觉得："没错，我想知道的就是这个！"

　　话已至此！

　　那就让我们快点穿过这道门，与令人忧心的脱发问题说再见吧！

生发革命
瞄准的四大问题

PROLOGUE

1

与头发稀疏相关的四大问题：
饮食、睡眠、运动、压力

如果作为头发生长之土壤的头皮无法获得营养，孕育头发的
细胞不工作，那么再怎么使用高价生发剂、注射生发针也不会有
任何效果。**想让细胞与激素充分工作起来，一些隐藏在日常生活
中的习惯就不容忽视。**那就是饮食、睡眠、运动、压力。

只要将这四大问题全部攻破，头发稀疏的问题势必得到改善。
而它们也都是我们日常生活中的切身问题。

不过，**就是在这些习以为常的生活习惯里，藏着头发稀疏的
真正原因。**

那么，就让我来为大家一一解说吧。

问题 1 饮食

饮食是为头发输送营养的关键要素。

头发在中医中被称为"血余"，顾名思义，也就是血液附属物。我们从嘴里吃进去的东西被肠胃吸收后，变成营养，再分配给保障身体活动能力的重要脏器和血管。头发虽然不能说无关紧要，但毕竟不是要命的东西，在营养的分配上自然排得比较靠后。

因此，**营养不良首先就会表现在头发和指甲上**。

对头发来说，必需却总是摄取得不够的营养，主要是**蛋白质、维生素C、B族维生素，以及矿物质（特别是锌元素）**。这并不代表只要热量足够就可以了。**像摄入过多糖分或吃太多加工食品这样不平衡的饮食生活，就会造成营养缺失，妨碍头发生长，导致头发逐渐稀疏**（关于营养，我将在第二章中为大家详细说明）。

特别是，很多男性都非常喜欢拉面、炸猪排盖饭这种高糖、高脂，量又很足的食物，不仅热量超标，而且会导致我们摄入的含维生素和矿物质的蔬菜、海产和植物种子类不足。一旦养成这种饮食习惯，头发会稀疏自不必说，代谢综合征、糖尿病、高血压等症状也会接踵而来。

充分摄取头发所需的营养，同时要减少饮食中的糖分，让细胞更加有活力地工作，**一旦头发生长所需的激素能切实发挥作用，**

结果必然是身体和头发都变得健康起来。

觉得自己的饮食习惯有些混乱的人，先重新审视一下每天所吃的东西吧。

问题 2 睡眠

据说人生中 1/3 的时间都是在睡眠中度过的。

睡眠是身心休息的时间，让人能够在第二天恢复活力。睡眠时分泌的生长激素与褪黑素，是发挥作用的两种主要激素。

特别是**生长激素，也被称为"康复激素"**，它能够帮助那些主管长高和肌肉增加的组织进行生长与修复，自然也会影响头发。俗话说"能睡的娃娃长大个儿"，这也是与生长激素有关的。因此，**从原理上说，生长激素分泌得越好，头发就越粗、越长。**

生长激素会随着年龄增长而减少分泌。为了确保生长激素正常分泌，成年人每天要保证连续 3 小时以上的深度睡眠。特别是刚进入睡眠的这个周期内，生长激素分泌得最多，因此顺利入睡非常重要。

而**如何让负责调节睡眠节奏的褪黑素有效工作，也是一个重点。**褪黑素是一种促进睡眠的激素，在入睡前到刚刚睡着这段时间分泌。在感受到清晨阳光的 14~15 小时后，它会再次开始分泌，为睡眠做准备（让人生出困意）。

为了保障褪黑素的分泌，规律的生活至关重要。夜间过亮的照明，特别是电脑和手机等电子设备发出的蓝光，会打乱褪黑素分泌的节奏，因此躺到床上后一直看手机或者直到睡前还沉迷于游戏的话，褪黑素就会大幅减少分泌，生长激素的分泌也会受到影响。

为了头发健康地生长，务必确保有一个能够安然入睡的环境以及优质的睡眠。

问题 3 运动

"肌肉锻炼会让头发变少！"

"健身容易导致秃顶！"

我们有时候会听到这样的都市传说，而它们依据的理论多半是运动时会分泌作为雄激素代表的睾酮。

说得更简单点，其实这种传言与"雄激素多的人头发就少"如出一辙。

然而，这种睾酮能够促进骨骼与肌肉生成，为人体带来活力与能量，对男性来说是一种非常重要的激素。后续我会在第一章为大家详细解说，总而言之，虽然AGA有一部分确实是由睾酮引起的，睾酮也确实与抑制头发生长有关，**但在运动的过程中身体不仅会分泌睾酮，也会分泌生长激素。**

也就是说，从对头发的作用来看，睾酮与生长激素一抑一扬，而且在结果上，最终取胜的还是更强的生长激素！生长激素的分泌能够促进头发与头皮的发育，运动作为治疗脱发的方法是非常有效的。

相反，如果不运动的话，只有一部分不利于头发生长的睾酮会发挥强力作用，头发自然越来越少，更有可能演变成AGA。

最为理想的运动，是以每周两三次的频率，进行中等强度以上的体育活动，或者一小时左右的"肌肉训练+有氧运动+准备活动"。不擅长运动或者实在忙得不可开交的人，也可以只进行拉伸运动，先试着从放松身体开始吧。运动之后，我们会感觉吃饭特别香，并且更容易入睡，因此运动是一件百利而无一害的事！缺乏运动的人请一定做出改变。

问题 4 压力

第四个问题就是压力。

对于当下的现代人来说，压力对身心的方方面面同时造成影响，可以说任何人都会在生活中面临某种压力。

过度的压力会让身体产生活性氧，而活性氧会给细胞和基因带来伤害。活性氧可以说是我们体内的锈迹。一旦活性氧产生，细胞膜的功能就会下降，新陈代谢的循环就无法顺利进行，会有过多的代谢物堆积在头皮上。一旦基因受到伤害，孕育头发的细胞就会死去。这样一来，头发就再也无法恢复健康了。

另外，活性氧也会伤害内脏、皮肤与骨骼等身体组织，是造成人体老化与各种慢性病的主要原因。

有时压力还会导致失眠，无法进入深度睡眠又会影响生长激素的分泌。在饮食方面，我们也容易因为压力暴饮暴食，继而摄取过量的糖分，导致肠道菌群紊乱，最终陷入无法为头发输送营养的恶性循环。

压力关乎身心的各个方面，与头发也有着密切的关系。

想一点压力都没有是很难的，如何排解压力对身体、心理和头发更为重要。男性比女性更容易堆积压力，要注意多做一些喜欢的事，尽量让身体动起来，保持放松的状态，以此来排解压力。只要能减轻一点压力，脱发的问题就会得到些许改善。

以上 4 个问题就是应对脱发的关键。是不是有很多人早就猜到了？**不过仅仅在其中一项上努力，并不能让脱发的问题得到改善。重要的是四点合一。**并不是注意了饮食头发就会长出来，还必须同时关注运动、睡眠和压力这几方面。相反，就算有一项不那么尽如人意，也可以凭借其他三项提高综合效果。

另外，**想要见效起码也要 3 个月的时间。**头发以每月 1 厘米的速度生长，仅仅一周是很难感觉到什么变化的。正因如此，才要坚持下去养成习惯，最重要的是，比起头发，身体状态的改善能够更快地被切实感觉到。

生发是需要时间的，比如在饮食方面，只要好好补充蔬菜及矿物质，大便就会变得通畅，皮肤问题也会得到改善，这些基本在两周左右就能看到显著效果，因此，为了自己的健康，我希望大家能够以这 4 个问题为中心调整好各自的生活。

头发一定会回应你的努力。

请一步一步脚踏实地坚持下去。

请参考第 10~11 页的自查表，分析一下**与头发稀疏相关的四大问题——饮食、睡眠、运动、压力**中，哪项是自己的弱点吧。

每个项目都在 7~10 分的，说明问题已经相当严重；4~6 分，说明需要重视起来；0~3 分说明拥有良好的生活习惯。

从第二章开始，我将介绍针对每一个问题的具体对策。那么，在了解自己的弱点之后，阅读本书并实施起来吧。想要得到满意的结果，就不能只针对自己的弱点，要综合地在这 4 个方面付出努力。

寻找四大问题中的弱项！

问题 1 | 饮食

检查基本的维生素与矿物质摄入是否充足，以及是否存在糖分和脂肪摄入过多的情况。

- ☐ 经常食用方便食品、加工食品、高温加热食品（多数是便利店买的盒饭与小菜）
- ☐ 喜欢盖饭、咖喱饭、拉面等高糖分的食物
- ☐ 经常吃油脂厚重的食物或油炸食品
- ☐ 放很多酱汁或调味汁
- ☐ 吃太快，暴饮暴食，经常睡前加餐
- ☐ 戒不掉零食和甜食
- ☐ 蔬菜就只吃生菜和卷心菜这种浅色的
- ☐ 经常饮酒，或是喜欢喝啤酒
- ☐ 体检报告中出现了代谢综合征或脂肪肝的提醒
- ☐ 喜欢喝零卡路里的饮料或保健饮料

/10 项

问题 2 | 睡眠

检查夜间身体的激素分泌是否正常，细胞能否得到恢复。

- ☐ 昼夜颠倒或因为倒班制工作而生活不规律
- ☐ 一日三餐中晚饭吃得最多
- ☐ 晚饭后不到两小时就去睡觉
- ☐ 因为喜欢早上洗澡，所以睡前不会用洗发水洗头
- ☐ 睡前一定会确认第二天的日程安排
- ☐ 睡前会一直看手机或电脑
- ☐ 卧室的照明是荧光灯（不是黄色的光源，也不是间接照明）
- ☐ 经常做奇怪的梦或噩梦
- ☐ 枕头或床垫不合适导致起床后觉得身上疼
- ☐ 睡了很久却依然很疲惫

/10 项

问题	运动	检查与抗衰老相关的肌肉是否得以保持，是否拥
3		有良好的糖代谢能力以及肝功能。

□ 没有定期运动的习惯
□ 每天的行走步数在 5 000 步以下
□ 爬楼或步行时会感觉上气不接下气
□ 没有参加过任何运动社团
□ 畏寒、易寒体质（脂肪肝导致铁元素无法被正常利用，因此代谢能力低下）
□ 运动时会觉得身体各处疼（关节、肌腱、韧带衰退）
□ 休息时就在家里窝着不动
□ 蛋白质的摄取全部依靠鸡肉这种动物蛋白
□ 做肌肉锻炼却不做有氧运动
□ 几乎每天都做高强度运动，却不补充营养

/ **10**项

问题	压力	检查是否因长期压力而出现自主神经失调，或对
4		激素体系造成影响。

□ 血压偏高
□ 容易便秘或拉肚子
□ 去理发时理发师会说你"头皮很硬"
□ 脸和头发经常油腻腻的，腋下很容易出汗
□ 长期纠结着难以释怀的心事
□ 为体臭所苦恼，被别人说过有异味
□ 槽牙上出现裂缝（因压力造成无意识咬牙），起床时会感觉肩膀僵硬
□ 睡觉的时候不时出现呼吸停止的状况（睡眠呼吸暂停综合征）
□ 入睡困难，睡着时会无故醒来，白天犯困，晚上却睡不着
□ 早上起床困难（低血压，没精神）

/ **10**项

先关注四大问题和头发日常护理，再考虑用药

在关注四大问题的同时，希望大家注意洗发水的使用和头皮按摩。这方面的问题也是不容忽视的。

市面上常见的洗发水中包含各种各样的生发产品，不过，只用洗发水并不能改善脱发的问题。希望大家能够通过攻破饮食、睡眠、运动、压力四大生发问题提升身体的整体素质，并在此基础上关注洗发水与日常护理的问题。

虽然使用哪种洗发水对头部护理来说至关重要，**但在此我希望大家注意洗头方式**。重点在于彻底地清洗污垢，避免给头皮造

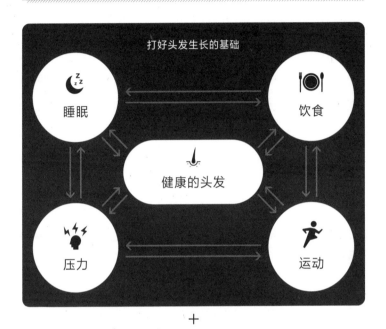

改善脱发需要团队协作

打好头发生长的基础

睡眠

饮食

健康的头发

压力

运动

+

日常护理（洗发水、头皮按摩）

+

打好基础再尝试

药物注射

成不必要的负担，并辅以适度的按摩。另外，在男性中比较常见的现象是洗完头发后就湿着不管。湿发时头皮的温度较低，会影响血液循环，而且潮湿的皮肤是细菌繁殖的温床，甚至可能给头发带来损伤。

特别是留长发的人，洗完头发后一定要认真把头发吹干。如果使用吹风机的话，应该保持风口距离头发15厘米左右，并且不断变换位置，从发根开始吹干。

用在头皮上的生发剂，是无所谓从哪个时间点开始使用的。它能够同时帮助头皮和制造头发的细胞恢复健康。如果配合日常护理促进吸收，相信有更好的效果。

通过饮食、睡眠、运动、压力和日常护理方面的努力打造坚实的基础，而后在这片更有希望孕育头发的地方，尝试内服药与注射生发针。

药物当然会有一定的效果，但也有相应的副作用（详细解释请参考第7章）。用药的确是可取的，只不过站在生发的角度上，我并不建议大家立刻开始用药。先调理好身体，再根据需要进行药物治疗，这样的步骤能够使效果得以更好地体现。

请大家谨记，先了解四大问题和日常护理，然后开始用药。

脱发是身体的
求救信号！

最近头发突然变得没什么光泽，总觉得掉的头发变多了……
这不光是头发的问题，还是身体机能低下的体现。

正如我在前面解释过的，如果膳食不平衡，脏器所需的营养
就得不到满足，陷入不健康的状态。被称为"血余"的头发所需
的营养就更加无法得到保障，继而变得没有生气。

睡眠也是一样的。睡眠时间不够的话，生长激素的释放就会
减少，导致脏器无法充分修复，疲惫感也就难以消除。而当身体
出现这种状况时，首先就会在代谢较快的头发、皮肤和消化道等部

位表现出来。

女性经常会为皮肤粗糙而苦恼，其原因大多是身体机能受损。同样，**如果感觉有脱发的情况，应当视其为身体发出的求救信号，并尽早采取对策！**

如果脱发的情况骤然加剧，最好去医院看看，检查一下身体健康状况。

饮食、睡眠、运动、压力这四大问题与影响头发的激素释放之间有着莫大的关系。重新审视自己的生活习惯，虽然这一点看起来微不足道，但对于解决脱发问题来说至关重要。

接下来我们即将开始对头发的基础知识——四大问题，进行逐一讲解。

大家可以参考前面的自查表，将其中自己最为薄弱的环节作为重点进行改善。

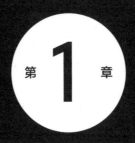

第 **1** 章

头发、头皮的基础知识

了解脱发的原理

—

BASIC
KNOWLEDGE

头发是由蛋白质构成的

在逐一解说四大问题之前，我们先来强化一下关于头发的基础知识。在了解了我们的头发之后，就能更好地理解**四大问题的综合力**对头发来说有多么重要。

说起来，大家是否知道头发是由什么构成的呢？

头发的主要成分是一种含有硫黄的蛋白质，叫作角蛋白，占头发组成部分的 80% 以上。剩下最多的是占 10% 左右的水分，此外还有 4%~5% 的黑色素，以及 1%~6% 的类脂物。角蛋白由 18 种氨基酸构成，这些氨基酸都是在体内产生的。只有通过合理膳食，保证均衡摄取以蛋白质为主的营养物质之后，身体才会正常分泌这些氨基酸，因此，**对头发的构造、脱发的改善来说，饮食是不可或缺的一环。**

让我们来好好看一下头发的构造。

一根头发的断面图就如下页所示，有 3 层结构。**最外面的是毛**

小皮，中间的是毛皮质，最里面的是毛髓质。

对于最外面的毛小皮（也叫毛表皮），相信各位经常在洗发水广告中听到吧。

毛小皮的主要成分就是含有硫黄的角蛋白。它由一些鳞片状的东西重叠而成，保护着头发的内部，影响着头发的光泽与韧性。

中间的毛皮质占了头发的85%~90%，主要成分是纵向排列的角蛋白。这部分的构造会影响头发的柔软度、粗细，以及颜色。

最里面的毛髓质的主要成分是非角蛋白，胎发和细发中并不存在毛髓质，现在尚不清楚它的存在对头发有什么样的影响。

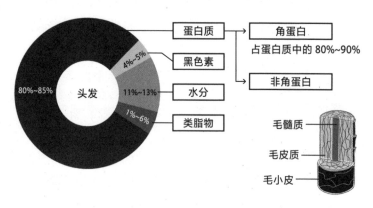

头发的物质构成

这样一看，我们就能很清楚地认识到，**头发主要是由各种性质不同的蛋白质组成的。**我们经常会听到"毛小皮的修整与养护"这种说法，确实，刚做完表面护理之后，极短的时间内头发的触感与光泽会得到提升。但如果不是源自头发内部结构的健康，**仅凭外部护理，就无法从根本上解决脱发问题。**

此外，头发会按照一定的周期自我更新。所以止于表面的护理，效果也是一时的。

接下来，我将为大家解说头发是如何被制造出来的，以及为什么脱发问题会一直恶化下去。

位于发根的毛母细胞是生发的关键

据说日本人的人均发量是 10 万根左右。每个人刚出生时长出的还是软毛，慢慢才会变成硬毛。**通常一个毛根上可以长出 2~3 根头发，**头顶的毛发纤细且数量最多，后脑等其他部位的头发则趋向粗壮且量少。

其实我们一直关注的都只是毛发的一部分。

毛发分为毛干与毛根两个部分，毛干是从头皮长出来的部分，我们通常将这一部分称为头发。然而，**制造头发的却是我们看不见的毛根部分。**

接下来我会把至关重要的毛根部分放大，为大家做详细的解释。

如下页图片所示，毛细血管、毛母细胞、毛乳头这部分统称为毛球。毛囊内的毛母细胞是以一种包裹毛乳头的状态存在的，而正是毛乳头从毛细血管中摄取氧气与营养，并传送给毛母细胞，结果便是细胞重复不断地分裂，最终制造出毛发。你看，毛根是不是非常重要？

　　一个毛根上可以长出 2~3 根毛发，并且粗细混杂。毛发稀疏是指从一个毛根中只能长出一根头发，或者长出来的都是软毛的情况。而出现这种情况的原因之一，就是氧气及营养供给不充分，毛母细胞无法进行细胞分裂，也就造不出头发。

　　另外，目前生发领域的关注点都集中在隆突部。所谓隆突部，是指皮脂腺下方鼓起的部分，能使毛根再生的干细胞（毛囊干细胞）就在这里，当一个毛发生长周期结束时，毛母细胞也从这里被送入毛囊之中，开始新一轮的毛发制造。只有保持隆突部内干细胞机能的健全，才能持续制造出健康的头发。

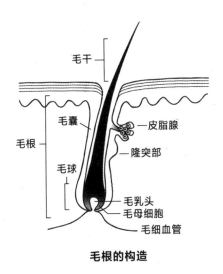

毛根的构造

　　不管怎么说，只靠头皮外部的护理，很难让头发变得健康起来！

头皮变硬会导致头发逐渐干枯

接下来我们要关注的部分是头皮。

头皮是头部皮肤的统称，**它在保护头盖骨的同时，也担负着孕育毛发的使命。**此外，头皮还有排毒的机能，将体内的有害物质等运输至头发后排出体外。兴奋剂检查不仅要提供尿样，通常也会采集头发，就是因为这个机能的存在。

头皮与其他皮肤一样，分为表皮、真皮和皮下组织这三层。表皮最深处的基底层具有分裂的机能，基底层制造的表皮细胞会逐渐移动到身体表面，在这个过程中名字也会变成有棘层、颗粒层、角质层，而最上层的角质层每天都在一点点脱落。表皮细胞从在基底层诞生到脱落的时间大约是一个月。这个循环就叫更新，**头皮也与其他部位的皮肤一样重复这种更新。**

而头皮与其他部位皮肤不同的地方在于，皮脂腺及汗腺更多。**特别是男性，其皮脂腺与皮脂量比女性还要更多些，就更容易与**

汗液和灰尘混合在一起形成头皮污垢，造成头痒和头屑。因此，使用洗发水彻底去除头皮污垢，对解决脱发问题来说也是非常重要的一点。

同时，我经常跟患者说："头发是水稻的话，头皮就是稻田。"

如果稻田缺少充足的水分与养料，就无法培育出优质的水稻。缺乏水（血液）和养料（营养与激素），每天疏于打理（日常养护）的稻田，长出来的水稻（毛发）就会纤细脆弱，不够挺拔。

换句话说，通过营养均衡的饮食、良好的睡眠、适度的运动，以及有效的压力调节，让营养与激素能够正常输送，血液循环通畅，头发自然而然就能恢复健康。

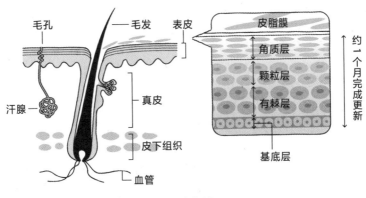

头皮的构造

特别是血液难以到达的头顶，要想让那些从营养均衡的饮食中所摄取的养分顺利运送至毛根，改善血液循环就显得至关重要。

说到底，**头顶的毛发容易变得稀少，也是因为这个部位承受着头发和面部组织的重量，却只有以毛细血管为主的一些细小血流，缺少血流丰富的肌肉组织。**

结果就是，随着年龄增长，头顶的皮肤逐渐僵硬，并且薄化，血流不畅导致头发变得更加稀疏。正因如此，每日按摩和促进血液循环要比我们想的更重要。

其实，大家是可以自己检查头皮状态的。

用整个手掌按住从太阳穴直至头部侧方的部位，试着让头皮前后移动。然后手掌慢慢向上移动直到头顶，用同样的动作反复确认。**如果头皮像贴在头骨上一样纹丝不动，那说明你的头皮很硬。**在这种状态下，第一步就是通过按摩等手段让头皮变得柔软，可以跟随按压的动作移动，从而促进血液循环。

更进一步的头皮检查也可以通过颜色来判断。头皮呈苍白色就是正常的，如果泛红或者颜色不均，就说明出现了头皮炎症等异常的状况。建议大家时常照着镜子检查自己的头皮颜色。

而最重要的是，**头皮的养护要从外部（按摩、生发剂）与内部（饮食、睡眠、运动、压力）两方面下手。**

头发代谢周期变短会加剧脱发

　　大家都是这样吧，一旦注意到脱发的问题，哪怕只是在地板上看到了一根掉落的头发，也会忧心自己的头发是不是就要这样掉光了……其实，受个体和时期的影响，平均一个人每天都会掉50~100根头发。因此千万不要过度焦虑，这种压力反而有可能加速脱发。

　　自然的毛发脱落是一种与毛发生长周期相关的现象。**毛发生长周期是指毛发从诞生到脱落的循环周期。不同部位的毛发更新的周期各不相同，头发是2~6年，眉毛和手、脚上的汗毛是3~6个月，阴毛是1~2年。**

　　毛发生长周期分为**生长期、退行期、休止期**三个阶段。

　　首先是生长期，在这个时期，负责制造毛发的毛母细胞会用2~6年的时间持续进行细胞分裂，使毛发不断生长。开始是软毛，而后随着成长毛根逐渐变粗，最终变成真正的毛发。

接下来是退行期，生长期中的毛母细胞分裂活动开始衰退，头发在 2~3 周的时间内渐渐停止生长。

而最后的休止期中，毛母细胞的分裂进入停滞状态，毛发根部变成细棒状，且扎根很浅，易被拔出。经过 3~4 个月的时间，休止期中的毛发会慢慢脱落。接着会有新的毛母细胞从隆突部输送进来，活跃地分裂，重复着长成新毛发的循环。

通常来说，当处于生长期的新毛发开始生长时，之前处于休止期的毛发就会脱落了。我们头部大约 90% 的毛发处于生长期，10% 处于休止期。剪完头发一段时间后，继续生长的毛发和不再生长的毛发混在一起，所以会长得参差不齐。

健康的头发都是遵照这样的毛发生长周期循环往复的，如果这个循环被打乱，人就会脱发。

循环紊乱就是生长期会缩短，头发在成长为粗壮的毛发之前便迎来了退行期，继而进入休止期，最终头发脱落的速度也会变快。进入此种状态的特征便是，与正常脱落的头发相比，掉落的头发都较为细短。于是，慢慢形成了脱发问题。

要想让粗壮结实的头发变多，毛发生长周期这个循环就必须保持稳定。毛发生长周期的紊乱可能由饮食、睡眠、运动、压力等原因引起，其中**关系最为密切的一项，就是激素。**

这就是著名的AGA。

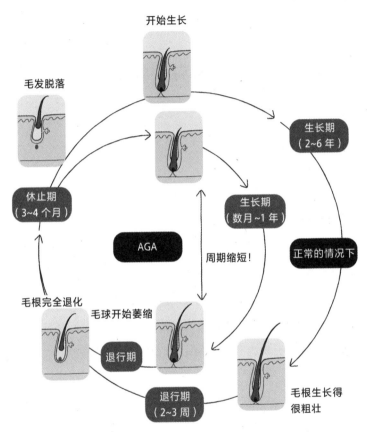

开始生长

毛发脱落

生长期
（2~6 年）

休止期
（3~4 个月）

生长期
（数月~1 年）

AGA

周期缩短！

正常的情况下

毛根完全退化

毛球开始萎缩

退行期

退行期
（2~3 周）

毛根生长得
很粗壮

正常情况与AGA模式下的毛发生长周期对比

AGA的出现并不只是雄激素的作用

女性毛发稀疏、脱发，大致可以分为休止期脱发（营养或激素）、分娩后脱发（女性激素）、秕糠孢子菌性毛囊炎引起的脱发（头屑）、牵引性脱发（头发打结后受到拉拽）、斑秃（自身免疫力）、拔毛癖（自己拔毛发）几种。

而男性脱发除了以上这几种，主要的脱发类型还要加上AGA。

与其他脱发症不同，AGA的特征是，额头的发际线与头顶的头发之一或都出现脱发的情况。而这种情况的进展与雄激素有着很大的关联。

雄激素最大的特点，是缩短头顶、额头以及M形发际线区域毛发的生长期，并造成其软毛化，但是作用于其他部位时，则可能有令胡须或体毛更加茂密的不同效果。雄激素有许多不同种类，其中的代表便是睾酮。相信大家只要稍微检索一下AGA的信息，就会意识到对这个词有所耳闻。不过，睾酮并不是所有毛发稀疏

问题的罪魁祸首，这个问题我在有关运动和压力的章节中还会为大家详细讲解。

AGA 是由于睾酮在 5α-还原酶的作用下转化为二氢睾酮导致的，而二氢睾酮会攻击毛根。这种 5α-还原酶存在于所有人的头皮中，分为 I 型和 II 型。I 型 5α-还原酶存在于包括头皮在内的全身细胞中，生成二氢睾酮后会导致皮脂增加。**问题在于 II 型 5α - 还原酶。这种酶分布于前额和头顶，在这里产生的二氢睾酮会作用于毛乳头，进而缩短毛发的生长期。**

这样一来，通常要 2~6 年的毛发生长周期，会缩短到数月至 1 年，从一个毛根上长出的毛发根数也会减少，并且只有短毛或像胎毛一样的软毛。毛发迅速进入退行期、休止期，整个生长周期的循环都会变差。这样就造成了毛发稀薄和脱发的问题。

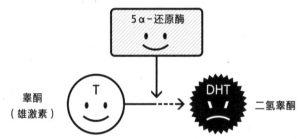

毛发稀疏的问题是由睾酮在 5α-还原酶的作用下，转化为二氢睾酮而导致的。

脱发时的激素变化

在治疗 AGA 方面，一般会使用药物等抑制 5α-还原酶的活动。然而，**不良生活习惯会增强 5α - 还原酶的活动，使二氢睾酮增加。**

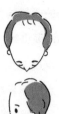

头顶毛发稀薄　　　　　前额发际线变薄　　　　头前部稀薄
O形脱发　　　　　　　　M形脱发　　　　　　　U形脱发

男性毛发稀疏的类型

也就是说，通过改善饮食、睡眠、运动、压力这 4 个问题，为头皮创造一个良好的环境，从而降低二氢睾酮的转化，能达到很好的头发养护效果。

紫外线也会导致脱发和白发出现

相信大家都已经了解了身体内在状态与头发之间的紧密联系。

除去这些内在的主要因素，还有一种外在因素，同样会造成毛发稀疏与脱发，希望大家也一起了解一下。这就是紫外线。

一旦受到过度的紫外线照射，头发表皮的角质层就会受到损伤。正如之前所说，头发主要是由一种名为角蛋白的蛋白质组成的。角蛋白由胱氨酸构成，而过多的紫外线照射会使胱氨酸断裂。当胱氨酸被破坏，头发表皮的角质层与皮质就会受损，出现头发分叉的情况。如果紫外线借由这种损伤进入头发内部，分解毛发内的黑色素，甚至会让头发变成红色。

头皮也是皮肤的一种，当然会被紫外线晒伤，出现泛红等状况。一旦出现紫外线损伤，头皮上就会出现活性氧。关于活性氧，我们将在压力那一章中做详细说明，简单来说，它就像身体里的锈渍。**活性氧会直接攻击细胞，甚至导致遗传基因出问题。另外，**

这种"锈渍"会破坏维持头皮代谢与血液循环的胶原蛋白纤维，损伤毛母细胞，妨碍新毛发的生成，最终导致毛发稀疏和白发出现。也有说法表示，之所以秋天脱发严重，就是因为夏天紫外线损伤的影响。

所以在紫外线较强的季节，请大家通过戴帽子等防护措施来保护头发与头皮，减少紫外线损伤。使用防晒喷雾阻止头发和头皮接触紫外线也是行之有效的方法。不过，相应地也要注意针对防晒喷雾的成分，每天使用合适的洗发水认真清洁。

田路医生，拯救我的头发吧！

脱发会遗传吗？

"我爸爸是秃头，总有一天我也会变秃吧……"相信很多人都忧心着这种遗传问题。雄激素与 5α–还原酶的量都是因人而异的，所以会跟遗传有关联。

说出来大家可能会很吃惊，**不仅是毛发稀疏的问题，身体出现的各种症状，遗传方面的因素占 20%~30%，剩余 70%~80% 都来自饮食、睡眠、运动、压力和护理等环境因素！** 换句话说，大部分身体问题都不是与生俱来的，而是因为我们在日常生活中不知不觉养成的习惯，以及外界的压力。

而毛发稀疏的问题，也不会因为没有遗传问题就不存在。

保证饮食营养均衡，调整生活环境，头发必定会生长发育。

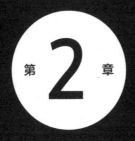

第 **2** 章

生发目标 1：调整饮食

平衡膳食才能促进头发发育

——

MEAL

\ MEAL /

1

只要不吃拉面，
头发就会自己长出来?!

接下来终于要进入问题攻略的部分了。首先让我们从调整饮食开始吧!

在 10~11 页的自查表中，选择饮食选项较多的人，更要着重留意这一部分。

饮食中的营养在经过消化道吸收后，会提供给头发和皮肤等身体组织，不过体表组织的代谢速度快，导致头发和皮肤的生成需要非常多营养。而且，头发护理等来自外界的手段都无法将营养送达头皮内部。所以基本可以断言，营养只有在切实地被肠道吸收之后，才能输送到头发上。

之前我也说过，一旦身体出现营养不良的情况，最先受影响的就是头发、指甲、皮肤和黏膜这些地方。头发的生长受到影响，循环往复的毛发生长周期被缩短，长出的头发失去韧性，逐渐形成毛发稀疏的问题。如果不想变成这样，就要注意营养的均衡，充分摄取头发所需的营养物质。**说到这里，可能还有很多人觉得饮食跟毛发稀疏之间关联性不强，但这一点真的至关重要，所以才成为第一目标。**

说起来，大家每天都会吃些什么呢？

以"工作狂一代"，同时也是大家口中的"秃顶一代"为例，他们最容易陷入的饮食模式，就是**高糖、高脂肪、高热量，蔬菜、鱼肉摄入不足。**

大家是不是也由于工作繁忙，午餐时经常选择拉面、咖喱饭或者盖饭这种可以迅速吃完，并且马上转化为能量源的食物呢？**很多时候，脱发的原因就是这种含糖量过高的饮食。**那么为什么说糖类是一种不好的东西呢？因为高糖的食物中基本上不含维生素和矿物质，而这两种物质正是支撑新陈代谢的重要营养成分。所以高糖食物中能够用来培育头发的养料是非常少的。

没错，就是这种一直以来与我们朝夕相伴的糖，不仅与代谢综合征以及各种不良生活习惯引发的疾病有关，同时对头发有极大的影响。

糖类也就是所谓的碳水化合物。

正确的说法应该是：**碳水化合物＝糖类＋膳食纤维。膳食纤维是有益于身体的好东西，应该多多摄取。问题是糖类这部分。**糖类也是一种营养成分，主要来自大米、面包、面条等主食，或者甜品、零食等。

如果摄取了过量的糖，多余的糖分会在体内与蛋白质结合。这就是俗称的"糖化"。糖化在身体各处发生，会使细胞的活动变得迟缓，加速老化。这种情况当然也会发生在头皮上，最终导致毛囊干细胞和毛母细胞失去活力，毛发生长周期被打乱。

毛发生长周期紊乱之后，脱发的问题自然就会随之而来。

此外，高糖饮食也会引发脂肪肝，内脏脂肪增加而代谢能力降低，使影响头发生长的激素无法正常工作。

比如拉面这种食物，不只是午餐，还可能出现在任何场景之中，大家出去喝了几杯之后，男女老少都会想来一碗拉面吧。这种食物已经可以称得上日本的"国民食品"了。然而**这样一碗拉面，对头发来说却是最糟糕的食谱**。拉面属于高糖食物，又饱含脂肪与盐分，而点缀的那点叉烧肉和葱，根本不能满足身体对蛋白质与维生素的摄取需求。

平日经常吃拉面和习惯了喝完酒来碗拉面的人，头发一定长得很不好。感觉自己被说中的人，要尽量减少吃拉面的频率，如果午饭吃了拉面，晚饭就要舍弃米饭类主食，选择以蛋白质或蔬菜为主的食物，以此平衡营养。

并不是说要完全戒掉拉面，关键还是营养均衡的问题。

另外，进食方法上也是有诀窍的。按照EVF（Eating Vegetables First）进食法，吃饭的时候以**"蔬菜（膳食纤维）→蛋白质→糖类（主食）"**的顺序进行。先被摄取的纤维可以减缓糖分的吸收，并且对肠胃也有好处。

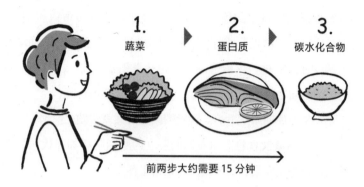

1. 蔬菜 ▶ 2. 蛋白质 ▶ 3. 碳水化合物

前两步大约需要 15 分钟

吃饭时遵循EVF进食法

还有一点，就是要**细嚼慢咽**。可以**先吃 15 分钟以上的其他食物，再吃主食。**如果吃得太快，很容易在饱腹中枢工作起来之前吃下超量的食物，导致代谢综合征，所以一定要严格控制进食速度。另外，蔬菜和蛋白质类食物都有着较为固定的形态，想从中获取维生素与矿物质等新陈代谢不可或缺的营养，就一定要通过细致的咀嚼，为消化酶充分发挥作用做好准备。

想必大家都听过裙带菜对头发有益的说法，即便如此，只是一个劲儿吃裙带菜也不会让头发长出来。没有均衡摄取各种营养做前提，单一食材的功效是很难充分发挥出来的，所以，**营养均衡的饮食依然是最重要的。**

\ MEAL /

2

糖化导致老化、脱发？毋庸置疑！

前面已经说过，乌冬面、拉面、意大利面、米饭等高糖食物如果一直占据着餐桌，**体内的蛋白质与糖分结合就会引起糖化反应。** 在糖化的初期阶段，只要降低糖的浓度，蛋白质还是可以复原的，但如果糖分继续增加，就会制造出大量的有害物质，最终形成晚期糖基化终末产物。

而这就是老化。**晚期糖基化终末产物意味着不可逆的老化。**

老化最显而易见的表现就在皮肤上。皮肤主要由胶原蛋白和弹性蛋白这类蛋白质组成，一旦其中堆积起晚期糖基化终末产物，维系和整肃细胞之间连接排序的机能就会下降，肌肤渐渐失去弹性和光泽，开始变得暗沉。头皮也是一样的，堆积的晚期糖基化终末产物会影响健康毛发的生长。**头发中80%的成分都是蛋白质，所以也是一个容易受晚期糖基化终末产物影响的组织。**

晚期糖基化终末产物更加恐怖的地方在于，它也是许多疾病

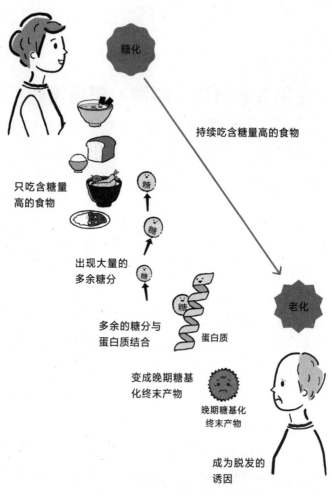

糖化

持续吃含糖量高的食物

只吃含糖量
高的食物

糖

糖

糖

出现大量的
多余糖分

糖

多余的糖分与
蛋白质结合

蛋白质

变成晚期糖基
化终末产物

晚期糖基化
终末产物

老化

成为脱发的
诱因

从糖化到老化

的根源。痴呆症便是其中之一，因为晚期糖基化终末产物同样会阻碍脑细胞的活动。此外，血管中堆积的晚期糖基化终末产物会逐渐堵塞血管，甚至导致动脉硬化。除此之外，**糖尿病并发症、骨质疏松、心脏病、勃起功能障碍等也有可能是晚期糖基化终末产物造成的。**我们所说的代谢综合征也大多由此引发。晚期糖基化终末产物会影响头发，因此**肥胖和脱发之间有一种无法否定的关联。**

糖化反应导致的老化已经是一个非常严重的问题了。大家一定要谨记**"糖化＝老化"**这一点，如果能够改善含糖量过高的饮食习惯，那么不仅仅是改善脱发问题，也能预防其他症状。

| MEAL |

3

脱发是因为头发缺乏营养物质

现在，大家应该都明白为什么要减少高糖饮食的量，以及为什么要改善饮食习惯并使之更有利于头发生长了吧。那么对头发来说有益的营养到底是什么呢？

正是蛋白质、维生素C、B族维生素和锌元素。

它们都是毛母细胞中用来制造头发的"酶"所需的必要营养物质。所谓"酶"，关乎人体内发生的所有化学反应，除了食物的消化和分解以外，还影响着身体的状态、皮肤的新生和脏器的代谢等。当然，毛母细胞中也有酶在辛勤地培育着头发。人体内各种各样的酶大约有 5 000 种，每一种都只在特定的反应中才会发挥作用。

在这些体内的酶中，消化酶负责将消化道内的食物大致分解到可以消化吸收的程度，代谢酶将运送进来的营养成分转化为能量，以维持身体的成长与增强免疫力，并且处理掉体内的有害物质。如此这般，酶每天都在不停工作着，因此我们的身体也要源源不断地产生酶。如果体内的酶减少，人就会失去活力，消化吸收不充分，代谢能力也会变差。这时的头发自然也无法获得足够的营养，无用的物质反而堆积起来，逐渐妨碍头发的生长。若想避免这种情况发生，<mark>就必须通过日常饮食来为酶的产生打好坚实的基础。</mark>

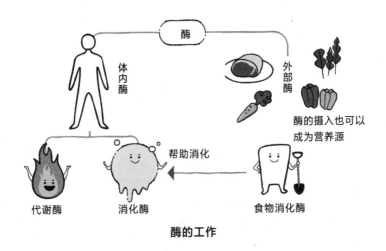

酶的工作

酶主要是由蛋白质组成的，<mark>但激活酶发挥作用与维生素C、B族维生素和锌元素（矿物质）息息相关。</mark>虽然头发的主要成分也是蛋白质，但并不是说一味摄取构成头发的这种蛋白质就可以了。制造头发，同时支撑全身新陈代谢的是酶，为了让酶保持活性化，保证蛋白质、维生素C、B族维生素以及锌元素均衡摄取很重要。

接下来就让我们详细了解一下这几种营养物质的摄取方法。

| MEAL |

4

光吃红肉是不行的!

如果让一名男性为了生发摄取蛋白质，他多半会说："好的！从现在开始我每天吃烤肉！"然后就开开心心地去吃烤肉了。但是请等一下！这其实是个很大的误会，大家中了圈套。

肉里并不是只有蛋白质。不同种类和部位的肉还会包含大量脂肪，如果不管不顾地摄入过多脂肪，就会导致胆固醇升高，内脏脂肪增加，反而不利于毛发的生长。另外，男性非常喜欢的瘦肉中含有大量的铁元素，摄取过多会堆积在肝脏中降低代谢能力，甚至与脂肪肝相伴，导致整体肝功能下降。女性有月经，会在经期将摄入的铁元素排出体外，但男性摄入的铁元素只会一直堆积在体内，所以要格外注意。

推荐大家尽量从鱼肉、鸡蛋、奶制品以及豆制品等多种食物中摄取蛋白质。

近年来，有迹象表明，无论男女对鱼肉的摄取都不是很充足。鱼类的好处是可以为我们带来DHA（二十二碳六烯酸，俗称"脑黄金"）与EPA（二十碳五烯酸）。DHA可以防止血栓的形成，还有着降低胆固醇的功效，从而改善血液循环，也就能让营养更好地输送给头发。EPA有预防脑梗死及心肌梗死的功效，同样能让血液流动更加顺畅。就这两种物质的含量而言，鲭鱼和秋刀鱼这种青背鱼，要比金枪鱼之类的红肉鱼高。为了我们的头发，大家请多多食用这类鱼。

另外，通过豆腐或纳豆等豆制品摄取蛋白质亦是上选。

植物性蛋白质所含脂肪较少，便于控制热量，也就不会对血管造成负担，平时可以作为正餐外追加的一道小菜食用。

此外，一定要与蛋白质一同摄取的还有维生素C、B族维生素。

B族维生素有助于构成头发主要成分的角蛋白的生成，还能令毛母细胞保持活性，促进生发。菠菜和西蓝花等颜色比较深的蔬菜，以及猪里脊与鸡胸肉中都含有较多的B族维生素。其实相对而言，B族维生素在大多数蛋白质食材中都比较常见，所以只要广泛地食用各种蛋白质，自然也能均衡地摄取B族维生素。

维生素C虽然不会直接促进毛发的生长，但具有抗氧化作用，能够保证细胞健康地工作，调整头皮的状态。柑橘类水果，以及青椒、苦瓜、芹菜等蔬菜中的维生素C含量都比较高。

耐储存食物与加工食品在经过切分、浸水或蒸煮等之后，维生素C含量会大幅减少，所以建议大家还是选用新鲜的食材并在简单烹饪后食用。这种维生素也是水溶性的，未被吸收的部分会随尿液排出，因此每天都要积极地补充必要的维生素。

| MEAL |

5

锌元素摄入不足会导致毛发变少

在头发所需的营养中，蛋白质与维生素C、B族维生素多少都能想象得到，但锌元素又是什么呢？有这种困惑的人大概不在少数吧？通过消化道摄取的蛋白质会首先被细致分解为氨基酸，等吸收到体内之后重组成蛋白质。如果锌元素摄入不足，消化道黏膜的功能就会变弱，出现消化不良或者腹泻等问题，导致消化吸收的能力下降。至于消化道黏膜的功能变弱，则是因为**锌元素这种矿物质在细胞分裂中起着至关重要的作用，**而消化道黏膜又是人体中代谢速度最快的组织，身体一旦出现锌元素摄入量不足，便会最先体现在这里。

头发同样是每天都在不停生长的组织。因此锌元素摄入不足也会使毛母细胞的分裂无法顺利进行，结果就是头发不能健康生长。

此外锌元素还有着各种各样的功能，比如促进捕捉味觉的味蕾细胞再生，或将维生素A储存在体内以增强免疫力等。只不过很可惜，**这种营养物质无法在体内生成，只能从体外摄取。**

那么，多吃一些富含锌元素的食物不就好了吗？然而，并没有这样的食物，这也是人体容易出现锌元素摄入不足问题的原因。肉类、鱼类、蔬菜等食物中都只含有少量的锌元素，所以归根结底还是要吃各种各样的食物来实现营养均衡。

硬要说的话，**牡蛎、虾、螃蟹、贝类等海鲜以及牛肉中所含的锌元素会高于其他食物，**平时不太吃这类东西的人，还是要注意将它们加进自己的菜单中。

\MEAL\

6

便秘或腹泻也是脱发的诱因

我相信很多男性都有便秘或腹泻的烦恼。

诱因可能来自饮食问题或者压力等多种方面，但无论是便秘还是腹泻，都无外乎肠道内环境失调，以及自律神经紊乱这两大原因。**肠道内环境失调会导致肠道功能衰弱，无法为头发提供必要的营养，激素平衡被打破，引起脱发**（关于自律神经的细节我们将在压力那一章再做说明）。

想要调整好肠道内环境，我比较推荐**摄取膳食纤维和发酵食品**。

膳食纤维分为可溶性膳食纤维与不溶性膳食纤维。可溶性膳食纤维可在肠道中被水溶解，变成黏稠状态，能够让糖分被稳定吸收，同时可以吸附多余的胆固醇并促进它们排出体外。由于可溶性膳食纤维具有抑制糖化的特性，自然在解决脱发问题上也能发挥很好的作用。

除了大豆、豌豆等豆类，魔芋、海藻类食物中也含有较多的可溶性膳食纤维。另外海藻类中还含有**丰富的碘，同样是一种对头发生长来说不可或缺的矿物质。**从这个层面上说，大家也应该多多摄取这种食物。

　　相对地，不溶性膳食纤维可以帮助那些为便秘所苦的人。

　　不溶性膳食纤维因为不可溶于水而留存于肠道中，通过缠住那些没用的废料而令粪便更加干燥，可以更通畅地排出，从而调节整个肠道的状态。不溶性膳食纤维在牛蒡和菌类食物中含量较高。

　　而重点依然是要**均衡地摄取可溶性膳食纤维与不溶性膳食纤维这两种营养物质。**

　　再来是通过**摄取发酵食品来调整肠道内环境。**

　　代表选手有纳豆、味噌和酸奶等，它们可以提高肠道内益生菌的活力，调整肠道状态，保持大便通畅。

　　特别是在纳豆等大豆制品中，有一种叫作异黄酮的成分，能够促进血液流通，令身体组织保持年轻，还可以改善头发的光泽和弹性。

\ MEAL /

7

暴饮暴食与依赖功能性饮料是
走向脱发的第一步

我曾就饮食习惯询问了一些来门诊看病的男性患者，感觉多数都可以纳入以下两类。

一类是 暴饮暴食派 。

经常下馆子，以高糖、高脂、高热量的饮食为主，蔬菜与鱼肉摄取量严重不足……这样的人非常多。或许是觉得"吃得快、多吃肉才更有男人味"吧，越是没时间细嚼慢咽的时候，他们越会选择一些肥腻的肉类或油炸食品当主菜。而且，主食还是与油脂最相配的米饭。

还有不少人是在初高中的成长期养成了大快朵颐的恶习，而代谢能力随着年龄增加逐渐减退，这种习惯却没能及时摆脱。他们总是下意识选择连锁快餐店里价格便宜量又足的盖浇饭，也就是那种"浓厚的调味油汁＋不限量米饭"的组合。糖分摄入过多导致血糖水平上下浮动剧烈，时间越久就越容易感到饥饿，这也是此类人的特征。

另一类是近年来逐渐增多的"泛营养不良"派。

这一类人也被称为"新型营养不良"，他们一边靠着便利店的方便食品度日，一边又因为扭曲的审美或工作上的需要不敢发胖，于是产生了过度减肥的问题。

耐储食品、加工食品和方便食品中所含的营养物质并不多，长期食用很容易就陷入营养不良的状况。而且这一类人在运动与睡眠方面也会有很多问题，继而因为没精神而频繁饮用功能性饮料，有时甚至就靠营养补充剂扛着。有这种饮食习惯的人要格外注意脱发问题。

饮酒过量会导致脱发和毛发稀疏

很多人都会因为工作上的应酬而经常饮酒吧。

那么喝酒是否会恶化毛发稀疏的问题呢？

其实这要根据饮酒的量与种类来判断。酒精本身有着加速血液循环的作用，可以促进营养物质向毛发输送。因此，适量饮酒是没有问题的。问题在于喝什么，以及喝多少。我不太推荐啤酒和清酒，因为它们含糖量高，容易引起糖化反应。大家还是应该尽可能地饮用低糖的酒，威士忌、烧酒（白酒）等就是不错的选择。葡萄酒有抗氧化的作用，也可以喝上一两杯。

饮酒过量不仅对头发有影响，还会给肝脏造成负担。如果摄入大量酒精，肝脏就必须加倍努力运转将其分解。肝脏是一个非常重要的器官，承担着准备各组织所需的营养并运送出去的工作，是营养加工厂与配送中心。肝脏每日不停忙碌，若是再被灌进含糖量高的酒，其机能就会慢慢下降。不难想象，输送给头发的营养也会受到影响。

实际上，肝脏还承担着许多其他工作，比如制造免疫球蛋白，或是分解有害物质的毒素，**而其中最重要的，就是维持生长激素正常工作，这种激素对头发的生长有着莫大的影响。** 关于激素我们将在第 3 章中详细解释。

出于以上种种理由，推荐喜欢饮酒的人给自己设立一个"肝脏修养日"之类的时间，让肝脏得以休息，也让营养能够顺利输送到头发。

还有一点希望大家注意，那就是**喝酒的时候就下酒菜**这种习惯，**比如"啤酒+炸薯条"，高糖且高脂肪，还缺乏身体代谢所需要的营养，应该尽量避免。** 推荐大家选择当季的海产或蛋类，豆腐或芝士等能够提供蛋白质的食品，以及加了小银鱼或海藻的沙拉等。

健康的饮酒习惯反而能为改善脱发问题提供帮助。

为了头发，我该如何
改善常见的不良饮食习惯呢?

田路医生，拯救我的头发吧!

　　不只是头发，为了身体健康，也要控制糖分，选择营养均衡的饮食! 话虽如此，但应该还是有很多人因为工作上的应酬或用餐时间有限等问题，而无法养成理想的饮食习惯。这种时候不要勉强限制糖分的摄取，而是应该在感觉吃太多了的第二天进行控制，即使不能拒绝所有糖分，也要尽可能选择低糖菜品，**在可以实现的范围内进行调整**。即使这样，也可以取得十分显著的效果。

　　就算有些人每顿午饭都要点油炸食品，或者只要去寿司店就吃寿司吃到饱，我还是想介绍一下改善饮食习惯的重点。希望大家在每日饮食中参考一下。

炸猪排、炸竹荚鱼排……
午饭时不小心点了油炸食物怎么办？

与米饭和啤酒都十分搭配的油炸食物，无论是在午餐还是晚餐中都是广受欢迎的菜品。它们的确有着让人难以抗拒的魅力，**但原则上还是应该避免。**

油炸食物中含有很多油，基本算是高热量食物的代表。而外面包裹的面衣则是糖类食物，面衣越厚，吸的油就越多，这一点请务必谨记。

如果实在想吃的话，**炸猪排可以选择用里脊肉做的，天妇罗可以选择蔬菜天妇罗，**保证里面的食材脂肪含量少一些。不过，用油调制的食物也有利于一些营养成分的吸收，因此并不是说跟油有关的食物就一定不行。**吃用适量的油炒制的食物完全没问题！**

在餐馆吃饭很难控制油的使用，但如果是自己做饭，还是建议选择富含维生素且抗氧化能力高的橄榄油等对身体有好处的油。

田路医生，拯救我的头发吧！

看起来比较清淡的
"乌冬面+饭团" 套餐可以吗?

　　表面上看，"乌冬面+饭团"的组合似乎没有那么高的热量，但其实它们才是**恶魔般的双倍糖分菜品**，类似于"拉面+炒饭"。可以的话，还是尽量选择其中一种主食，然后与蛋白质或蔬菜类搭配，从而保证营养均衡。

　　另外，**在餐馆点面类食物的时候，可以选择蔬菜比较多的汤面**或者什锦荞麦面等，同时，点小份面也可以有效防止糖分摄入过多。汤中的油盐含量都比较高，所以尽量不要喝光。

太喜欢吃咖喱饭了，怎么办？

　　不管男女老少都很喜欢咖喱饭，因为它能让我们在有限的午饭时间内尽快吃完，各种香料调和而成的酱汁又非常下饭……但是很可惜，一般的咖喱块都是用面粉与黄油做成的，再搭配米饭食用的话，就成了十足的高热量、高糖、高脂肪食物，对健康和头发都没有好处。

　　如果实在想吃的话，建议配上沙拉，并且在吃咖喱饭之前先吃沙拉（参考EVF进食法），这样咖喱饭中的糖和脂肪就可以慢慢吃下去，再被稳定地吸收掉。

　　另外咖喱块的种类也有很多，比起材料简单的，更建议大家选择用含有多种食材或是专门用蔬菜做成的健康咖喱。

田路医生，
拯救我的
头发吧！

烤肉里都是蛋白质，
总能敞开吃了吧？

肉类属于蛋白质食物，蛋白质是对头发有好处的营养物质，但是人们一般更喜欢排骨这种脂肪含量高而蛋白质相对较少的部位，结果会造成脂肪摄入过多。**建议尽量选择里脊肉或是罗根肉这种脂肪较少的部分。**

糖分与油脂厚重的食物一起食用会格外美味，因此很多人在吃烤肉时通常会搭配啤酒或者米饭，糖分的摄入肯定就超标了。大家可以尝试以石锅拌饭或冷面作为收尾主食，或者用加冰威士忌苏打、红酒代替啤酒。同时，时刻谨记先吃蔬菜的EVF进食法和细嚼慢咽的进食方式。

田路医生，拯救我的头发吧！

一进寿司店就会吃寿司吃到饱，怎么办？

如果去寿司店，**不要一上来就点寿司，而是从刺身拼盘和应季小菜开始**，慢慢地进食。吃了一段时间之后，再转移到寿司上，以此达到减糖的目的。

并且要尽可能多点一些海鲜种类，不仅是红肉鱼，还有虾、螃蟹或贝类。**这些食物中的锌元素含量要比其他食材多，对缓解脱发能起到很好的作用。**还有，别忘了点份沙拉来均衡营养哦。

如果菜单中没有能补充膳食纤维的蔬菜，那么可以在饭前吃一些营养素类保健品，以减少身体内的糖化反应和脂肪堆积。

如何在便利店选择现成的食物？

田路医生，
拯救我的
头发吧！

时间不充裕时，便利店的便当是一种非常方便的食物。以前便当里的调料和添加剂都比较多，所以不是很推荐，不过最近商家在这方面有了很大改善，增加了不少蔬菜多而糖分少的搭配，所以也不能一概而论。

不过大家仍然不能放松警惕，糖分过多与蔬菜不足的问题依然存在。**选择便当时，还是应该尽量挑食材或颜色比较丰富的，以及用新鲜食材而非加工食品做成的，**米饭尽量少一点，**或者用谷物混合麦片来代替。**

另外，在家庭餐厅①点套餐吃虽然没问题，不过这些套餐一般没有足够的蔬菜，还是要注意再点一些能增加膳食纤维摄入的菜品搭配食用，以保证营养均衡。若是想严格控制糖分，那么就**单点两道菜品来代替套餐**吧。能像这样做出调整的话，便利店和家庭餐厅也能成为不错的选择。

不过，酱汁和调味汁等调料中的含糖量也非常高，吃沙拉的时候请注意适量添加。

---

① 日本的一种餐厅形式，指方便家庭就餐的餐厅，菜单种类繁多，菜品价格低廉。——编者注

大多数时候早餐都是
"吐司+咖啡"，可以吗？

　　清晨，身体会在饥饿感中苏醒过来，此时可以摄入少量的糖分。从营养的角度来看，全麦面包要胜于普通的切片面包，若再配上蔬菜和鸡蛋，营养就更加全面了。人造黄油（加工植物油制品）中含有反式脂肪酸，低密度胆固醇数值较高，所以建议用橄榄油或少量动物黄油搭配吐司食用。

　　如果想同时瘦身的话，早餐中就不要加入面包类食物，通过沙拉和鸡蛋等食物摄取矿物质与蛋白质，在咖啡中加入一大勺椰子油配合饮用也有很大好处。**椰子油可以提升脂肪燃烧的运转机能，让我们的体质变得更易燃烧脂肪，因此是一种值得大家尝试的食用油。**

　　往咖啡里加牛奶是没问题的。虽然牛奶中含有乳糖，但与砂糖相比并不需要太让人担心。

田路医生，
拯救我的
头发吧！

零食、冰激凌······
吃得停不下来，怎么办？

很多人以为薯片和仙贝之类的零食中没有砂糖，所以吃起来不影响什么，其实这些都是标准的糖类食物。而且非常遗憾的是，零食除了带来热量的糖分，几乎没有维生素与矿物质等营养成分，会严重影响人体的代谢能力，极易造成肥胖和脂肪肝问题。而砂糖会加速脂肪肝恶化，喜欢吃甜食的人一定要注意。此外，冰激凌这样的冷饮会降低人们对甜度的感觉，其实含糖量比我们感觉到的还要多些，即便是夏天也不要天天吃哦。

还有，吃零食或休息时经常喝的饮料，也应该尽可能选择不含砂糖、葡萄糖、果糖或人工甜味剂的种类。最近很多饮品都在吹嘘自己使用了人工甜味剂，可以做到零热量，但是**一直摄取人工甜味剂容易让人对甜味变得不敏感，从而产生依赖，容易造成肠道细菌和糖类代谢退化**，所以还是应该尽量避开。

至于拿铁咖啡等加了牛奶的饮品，虽然牛奶中也含有乳糖，但糖含量与点心类相比非常少，作为休闲饮品喝一喝也是不错的选择。只不过，那种所谓的"新鲜"脂肪，使用的是含有反式脂肪酸的植物脂肪，并不推荐大家食用。

利用营养剂补充自身营养
不足的部分，可行吗？

　　如果工作非常繁忙，或者觉得做饭太麻烦，选择营养剂也是可以的，只不过**通过饮食摄取的营养更容易被身体吸收，被各个组织利用起来的概率也会更高。**想省事的话可以从超市或便利店买东西吃，但营养物质还是尽量通过饮食获取比较好。说到底，吃营养剂只是一种辅助手段而已，可以在想维持不错的身体状态，或者确实没什么时间补充营养的情况下使用，而基本的饮食还是不能马虎的。

忙得顾不上吃饭，一天只能吃一顿或者两顿怎么办？

不吃午饭，或者从早到晚忙碌工作 15 个小时，中间什么都不吃，这种情况在工作繁忙的上班族中很常见，而他们正是脱发高发人群。所以在这种情况下，就要**在早饭的形式上多下功夫。**

早饭时不要只吃面包和米饭，还需要加入扛饿的蛋白质与油脂类。搭配火腿鸡蛋、法式炒蛋这样的鸡蛋料理能够让营养更均衡。

也有很多人是不吃早饭的，或者一日三餐总要少上两顿，这时体内的蛋白质与维生素就会不足，而为了补救，晚饭自然就会多吃一些，于是打乱了身体的节奏。晚上吃得太多必然会给消化系统造成负担，加剧脂肪肝问题，导致激素失衡，也使得营养更难输送给头发。从这一点来说，不能保证一日三餐的人，更应该吃好早饭。

即使只是一杯加了一大勺椰子油的咖啡，其中含有的中链脂肪酸也可以减少空腹感，这样就不容易发胖了。

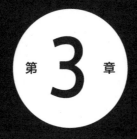

第 **3** 章

生发目标 2：保证睡眠
调整睡眠周期可以促进头发生长

—

SLEEP

\SLEEP/

1

头发生长来自各种激素的刺激

接下来要讲的生发问题是睡眠。

工作繁忙导致睡眠不足，压力造成失眠，沉迷游戏导致经常熬夜等，睡眠问题各种各样，然而对于头发生长来说，睡眠是重中之重。

在详细对睡眠进行说明以前，我想先强化一下大家对激素活动的认知。激素能够调节我们身体的日常运转，使其保持一定的状态，但激素也有很多不同的种类，它们分别来自脑垂体、甲状腺、副甲状腺、肾上腺、胰脏、生殖腺等各种内分泌腺。

其中有 4 种激素与头发生长息息相关。

○生长激素→毛发生长不可或缺的激素。生长激素有助于皮肤和脏器保持良好、年轻的状态，对头发变粗、变长以及改善头皮都有所贡献。

○甲状腺激素→分泌量不会受年龄影响。由于它是维持新陈代谢的激素，一旦机能下降就会造成脱发，这一点也广为人知。

○**女性激素**→非常具有代表性的激素，其中的雌激素为头发带去光泽与柔韧性。而另一种——黄体酮则可以延长头发的生长周期。男性体内也有少量的这种激素存在。

○**褪黑素**→能够去除活性氧，从细胞层级修复压力带来的伤害，令细胞恢复活力。除此之外，它还可以改善睡眠，从而促进生长激素产生。

每种激素都有各自不同的作用，比起单独提高其中一类的含量，更重要的是整体基础的提升。而生长激素和褪黑素的原料是氨基酸，也就是蛋白质。换句话说，为了身体能制造出优质的激素，更应该认真通过饮食摄取蛋白质。

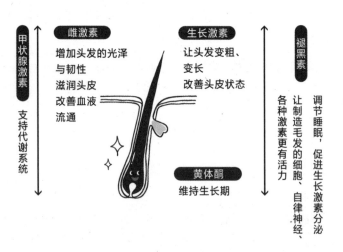

头发需要各种各样的激素刺激

在第 1 章中，我已经说过很多次，**要保证激素正常分泌，就一定要在饮食中注意营养均衡**，一定要方方面面相互配合。

非常可惜的是，除了甲状腺激素，其他激素的分泌都会随着年龄的增长而减少（详细内容我将在第 4 章讲解），不过**头发生长必需的生长激素，是可以通过营养均衡的饮食、优质的睡眠与适度的运动，来提高其分泌能力的**，而这与抵御脱发风险相关联。所以我才会说，睡眠也是生发问题重要的一环。

2

头发是在夜里生长的！请保证连续 3 小时以上的深度睡眠

大家每天的平均睡眠时间是多少呢？

睡眠质量又如何呢？

一个成年人，每日平均睡眠时间应该在 6~7 小时。可实际上，许多人的睡眠时间都会因为各种各样的理由而比这少得多。睡眠不只是让身体休息，据说它同时能让白天学到的知识在大脑中沉淀下来，并且得以梳理。同时这也是让受损的细胞获得修复的重要时间。

在睡眠中，生长激素会处于活跃状态。

生长激素也被称为"康复激素"，能够让我们身体变高、肌肉增多、脏器保持年轻，具有促进各组织生长和修复的作用。**放在头发的问题上，生长激素会在毛发生长期提供支持，让头发长得更粗、更长。**

我们的身体在一天中会持续分泌生长激素，但分泌的高峰时间，是在睡着以后的 3 小时内。所以，连续 3 小时以上的深度睡眠至关重要。

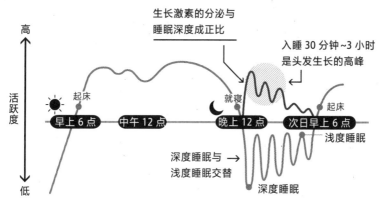

睡眠周期与生长激素的分泌（健康的生活模式）

正如上图所示，整个睡眠过程中我们都在不断重复着深度睡眠与浅度睡眠，**而生长激素的分泌高峰是在入睡后 3 小时的深度睡眠时间内。**

生长激素的分泌可以促进头发的发育。就男性而言，他们早上会发现胡子长出来了，但这主要是受到雄激素的刺激，而这种激素更容易在清晨分泌。至于头发，反而会被雄激素中一种叫二氢睾酮的物质抑制生长，促进生长的还是生长激素。

因此，对头发发育来说，确保 3 小时的深度睡眠是首要问题。但并不是说只要睡够 3 小时就可以了。**如果整体睡眠时间太短，**

那么进入深度睡眠的循环次数就会减少，整个晚上分泌的生长激素总量也就会跟着减少。

所以说，睡眠时间不够充足，不仅无法缓解疲劳，导致身体状态一天比一天差，还会加速脱发。

顺利入睡，并且获得优质的睡眠，其实是与其他激素的作用和生活习惯相关的。调整好这个节奏，就能自然而然地进入深度睡眠，也能让生长激素爆炸式增长。所以接下来我要介绍另一种重要的激素。

3

褪黑素会加速生长激素的分泌，促进头发生长

　　总觉得睡得不够沉，或者难以入睡，这就是睡眠周期紊乱的证据。睡眠周期紊乱的原因来自压力等诸多方面，但最直接的影响因素则是**褪黑素这种激素。**

　　褪黑素可以调节体内的生物钟，起着切换清醒与睡眠状态，引导人进入睡眠的作用。我们到了晚上就会变得想睡觉，正是褪黑素的功劳。为了让身体多多分泌褪黑素，就要趁着白天为血清素的大量分泌提供条件，因为这种物质可以说是褪黑素的原材料。

　　褪黑素是一种身体对光线产生反应后分泌的激素。

　　清晨，当我们沐浴在第一缕阳光中时，体内的生物钟便会被重置，褪黑素的分泌也就随之停止，转而开始分泌血清素。在感受到阳光的 14~15 小时后，生物钟会再次发出信号，开始分泌褪黑素，促使我们进入睡眠。也就是说，早上 7 点沐浴着阳光醒来

时，褪黑素的分泌就停止了，开始分泌它的原料血清素，而到了晚上 9：00~10：00，褪黑素会再次开始分泌，让人们渐渐感觉想睡觉，并且在午夜时达到巅峰，进入深度睡眠。

而如果早上太阳升起来也不起床，一直睡到中午，并且养成了这样的生活习惯，生物钟就会开始紊乱，无法分泌充足的褪黑素。如此一来，人就会到了夜里依然睡不着，早上起床又感觉很疲惫。

而且，夜晚依然置身于强光之中也会妨碍褪黑素的分泌。近几年，沉迷于游戏或网络而天天熬夜，最终日夜颠倒的人比比皆是。这样下去，生物钟也会更加紊乱，睡眠和清醒的节奏不规律，不是难以入睡，就是睡到一半会醒过来，睡眠质量也跟着下降。

而最终的结果又会怎样呢……

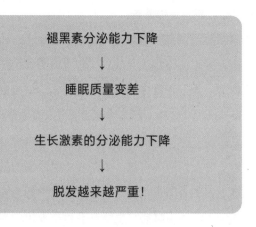

褪黑素分泌能力下降
↓
睡眠质量变差
↓
生长激素的分泌能力下降
↓
脱发越来越严重！

结果就是这样的恶性循环。褪黑素同时是一种抗氧化物质，有防止头皮氧化的作用，因此它的分泌能力下降将导致细胞和头皮老化，加速脱发问题的恶化。大家能够理解这是何等重要的一种激素了吧？

然而很可惜，褪黑素属于会随着年龄增长而减少分泌的激素。年龄越来越大，我们会在早上醒得越来越早，并且在夜里醒来很多次，这都是褪黑素分泌量减少的缘故。

褪黑素如此重要，为了让它能够充分发挥作用，最关键的一点就是遵从生物本来的习性，保持日出而作，日落而息，并且在白天多晒太阳。

| SLEEP |

4

夜间强光会妨碍睡眠，造成脱发

之前解释了从早上开始充分沐浴阳光对于褪黑素的分泌多么重要，然而现代社会几乎是 24 小时连轴运转的，过于明亮的夜晚，也成为褪黑素分泌受阻的原因。

便利店的强光照明，以及店铺的霓虹灯等，夜深以后还是不要过多接触的好。而且**最需要注意的是手机和电脑的屏幕光**。我想应该有很多人在晚上钻进被窝以后，直到睡着都一直盯着手机或平板电脑屏幕吧。实际上蓝光是一种非常不好的东西，感觉自己有脱发问题，存在睡眠质量不好、生活习惯混乱等情况的人，一定要小心，改掉睡前玩手机或者追剧的习惯吧。

为了提高睡眠质量，房间的照明也要尽量避免荧光灯所带来的蓝光，可以选择白炽灯或间接照明。**重点是打造有利于放松的环境。**将电脑和手机屏幕设置为夜间模式，戴上阻隔蓝光的眼镜，保持 30 厘米以上的距离，这些都是避免其不良影响的方法。

\ SLEEP /

5

入睡前 4 小时停止进食

要想让褪黑素在夜间充分分泌，还有很多行之有效的方法。

首先是吃晚饭的时间。**理想的晚饭是糖分较少的食物，并且在入睡前 4 小时吃完。**经常参加饭局的人，也应该尽量控制在入睡 3 小时前吃完。如果用餐时间偏移至睡前 1~2 小时，血糖值就会在睡眠中发生巨大变化，对此产生反应的自律神经会随之紊乱，在我们意识不到的时候，给身心带来压力，本应该在睡眠中分泌的激素也会受到阻碍。大脑和身体都无法进入应有的休眠状态之中。

其次，吃的东西也要尽可能注意。

最先要注意的，就是**充分摄取作为生长激素原材料的蛋白质。**不要选择脂肪很多的肉，而是选择里脊肉、鸡胸肉、豆类、鱼肉。这样在我们睡着的时候，食物才能很好地转化为对头发有益的营养。宴会和聚餐后的那碗拉面或茶泡饭就尽量戒掉吧。

关于饮酒的问题已经在第二章说过了，不过还是要特别强调一下，我并**不推荐睡前饮酒**。

可能有人养成了睡前饮酒的习惯，觉得这样能睡得更好。少量的话还不是问题，但是喝太多就会给肝脏造成负担，增加患脂肪肝的风险。酒类会消耗非常多B族维生素，而B族维生素摄入不足的症状之一，就是睡眠质量下降。基于这一点，我也希望大家不要睡前饮酒。

肝脏是支持蛋白质代谢的核心器官，它能生产一种叫作IGF-1（胰岛素样生长因子–1）的物质，能将生长激素的效用传递给细胞。关心生发问题的话，为了让生长激素正常工作也应该控制饮酒。

喜欢睡前泡澡的人，注意不要在热水中泡太长时间。人在洗澡之后，身体的核心体温开始下降时最容易入睡，如果水温太高又长时间浸泡，就会因为身体持续高温而影响睡眠。**入睡1小时之前在38~40摄氏度的水中慢慢泡澡放松才是最佳方式。**

另外，**尽量避免在临睡前确认第二天的日程。**一直惦记着第二天要做的事，有碍精神放松，会积压慢性压力。慢性压力也是失眠的原因。

以上这些都是长期的习惯，所以有这些问题的人可能很难在短期内做出改变。但是为了我们宝贵的头发，还请尽可能从其中一项开始尝试，努力提高睡眠质量吧。

\ SLEEP /

良好的早起习惯有助于头发在夜间生长

为了让褪黑素更好地分泌，夜间避免过多光照和暴饮暴食，都非常关键。不过，**早上利用充足的阳光让生物钟重置，也同样重要。**这种重置，可以对夜晚褪黑素的分泌起到支持作用。

接下来，我要为大家介绍一些有助于褪黑素在睡眠期间顺利分泌的生活习惯。

○在定好的时间起床

固定的起床时间有利于生物钟重置。我想按时上班的人可能都已经习惯了，而不在此列的人同样应该尽量在早上起床，休息日稍微晚一些也没关系，但谨记要趁着阳光充足时起床。

○起床后要沐浴阳光

起床后立刻打开窗帘，充分享受阳光吧！眼睛接收的日光会停止褪黑素的分泌，而大脑发出的信号则会激活血清素的合成。血清素是一种与精神安定有莫大关系的激素，这种激素的不足会导致人心烦气躁，甚至陷入抑郁的状态。不仅是有脱发问题的人，感觉最近压力越来越大的人也应该养成早起晒太阳的习惯。

○**进行节奏性运动**

即使不进行激烈的体能运动或肌肉锻炼，只是在清晨做一些漫步或下蹲之类轻松的运动（比如韵律操），也可以促进褪黑素的分泌。特别推荐广播体操。

○**早饭要细嚼慢咽**

早饭不能吃太快，细嚼慢咽的进食方式更有利于褪黑素分泌。咀嚼本身就是以一定的节奏重复同一动作，这与节奏性运动一样。不擅长运动的人，仅凭吃饭时细嚼慢咽也可以改善褪黑素的分泌。

○**早饭也应摄取蛋白质**

一定要严格摄取作为头发原料的蛋白质。早饭的话，选择纳豆、鸡蛋或者乳制品等更有利于蛋白质的摄取。除此之外，维生素与矿物质也不能忘，可以选择蔬菜沙拉、含裙带菜的味噌汤等食物。

早饭之后是一上午的活动时间，因此摄取了少量糖分也不用担心，但是如果没有大量运动的计划，早上就不要吃太多米饭等主食了。毕竟距离午饭并没有太长的时间，所以整体的摄入量还是要控制。实际上，好好吃早饭也是一种令身体苏醒过来、调节生物钟的手段。

○**注意不要喝过多咖啡因饮品**

我想应该有很多人会选择在早上来一杯咖啡或红茶之类的咖

啡因饮品，以便让自己清醒过来，其实一天喝三杯以内还是可以的。咖啡因有着燃烧脂肪的作用，只不过加入砂糖与牛奶后热量还是挺高的，这一点要多加注意。

另外，绝对不能因为早上感觉没精神就喝功能性饮料。摄入咖啡因之后短时间内会有精神振奋的感觉，但是喝太多容易造成脱水症，心跳也会加速，给内脏带来负担。

| SLEEP |

7

值夜班的人要打造适宜
进入深度睡眠的环境

很多人因为工作要值夜班，也有人一周之内的睡眠时间总是很难固定。对于以这种节奏生活的人，**最佳方案是为自己打造适宜进入深度睡眠的环境。**

卧室要用遮光帘，确保无论外面光线如何强烈，屋里都是黑暗的，以此在入睡时隔绝外来光线。谨记睡着前不要被手机或电脑的蓝光照射，一个安静的环境才能带来放松的睡眠。

工作昼夜颠倒的人，因为接触不到晨光，会出现褪黑素分泌减少的情况，但是只要在睡眠环境上下功夫，依然可以保证进入深度睡眠。确保了深度睡眠，**即使是白天睡觉，也可以让生长激素正常分泌，促进头发的发育。**

另外，可以通过饮食等方式多多摄入蛋白质、维生素C、B族维生素以及锌元素等，来弥补褪黑素分泌不足，然后通过细嚼慢咽来增加血清素。诸如此类，只要通过其他方式补足，还是有希望解决脱发问题的。

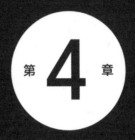

第 **4** 章

生发目标 3：适度运动

适度运动可以促进头发生长

———

EXERCISE

1

雄激素过多不会直接造成脱发

经常听到有人说**"秃顶的人性欲比较强"，将脱发与雄激素联系在一起。**

的确，在各种各样的激素中，**雄激素是对生发有减益效果的一种**。不过，作为雄激素代表的睾酮本身并不会给头发带来不良影响。正如我在讲解AGA时解释过的，睾酮在5α–还原酶的作用下转换为更强大的二氢睾酮，这种激素会抑制毛母细胞制造新毛发的活动，使毛发生长周期缩短，软毛及易脱落的头发增加，最终导致脱发。而雄激素越多，转换为二氢睾酮的量就可能越大，"脱发=雄激素过剩"这种说法也有一定道理，但事实上，**只要在饮食、睡眠、运动、压力这4个方面严格管控，就可以大幅减少睾酮向二氢睾酮的转化。**

说到底，**对头发来说，并不是睾酮越少越好。**

95%的睾酮在精囊中生成，5%在肾上腺中生成。雄激素起着令男性特征更为明显的作用，是一种极其重要的激素，但也会随年龄增加而减少。雄激素有助于肌肉和骨骼的生成，令肌肉更强，线条更优美，保持血管的年轻状态，减少体内脂肪，让体格更加健康，更有男人味，同时让人的精神状态更好，有活力、有干劲。

顺带一提，女性激素的分泌也会随年龄增长而减少，出现更年期综合征的问题，而男性在激素分泌方面虽然不像女性有那么大落差，但也会因人而异，引发睾酮减少，继而产生各种不适症状，最终变成更年期综合征。同时，代谢综合征和脑梗死等疾病的风险也会增加。

综上所述，对男性而言，睾酮是一种至关重要的激素。因此，务必铭记避免其过剩地转化为二氢睾酮的问题。

2

运动产生的生长激素会战胜睾酮，
让头发健康起来！

睾酮会随着运动而增加。

一定会有人产生困惑："为什么要增加容易导致秃顶的睾酮呢……"的确有这方面的问题，但是伴随着年龄增长，睾酮会逐渐减少也是事实，而为了健康着想，还是应该多多促进它的分泌。一旦男性睾酮的分泌减少，身体就会出现代谢综合征、动脉硬化、脑梗死、勃起功能障碍等各种各样的症状，而且最重要的是睾酮的减少会让人心情抑郁。

增加睾酮分泌的方法也是多种多样的，考虑到与头发的关联性，我推荐给男性的最佳方案还是运动。运动可以激活精囊的活动，促进睾酮分泌。

大家还应该知道，运动时，身体不仅会分泌睾酮，也会释放出制造新头发的生长激素。相信通过第 3 章的解说，大家已经了解了生长激素。

生长激素是毛发生长期不可或缺的一种激素，它能让头发长得又粗又长，并且为改善头皮做出贡献，是一种对人体有极大益处的激素。

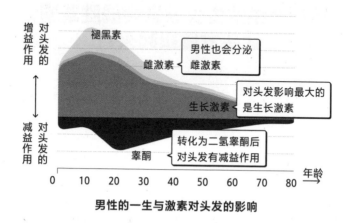

对头发的增益作用 ↑↓ 对头发的减益作用

褪黑素

男性也会分泌雌激素

雌激素

对头发影响最大的是生长激素

生长激素

转化为二氢睾酮后对头发有减益作用

睾酮

0　10　20　30　40　50　60　70　80　年龄 →

男性的一生与激素对头发的影响

通过运动增加睾酮之后，身体会全方位地变得精神起来。即使一小部分睾酮会转化成二氢睾酮，生长激素起到的作用也远胜于此……所以，运动在改善毛发稀疏和脱发方面是非常有效果的！

原因是，从生发的角度讲，通过运动增加的生长激素，要比增加的睾酮更具优势。说得更严谨一些，这段时间内产生的生长激素，并不只是直接作用于毛囊，身体动起来以后压力得以缓解，各种激素之间的平衡得以改善，睡眠质量得以提高，最终都会给头发带来正向的影响。更进一步的话，它还可以让每天睡眠中的生长激素分泌得更加顺畅，对组织的抗老化、新陈代谢和血液流通的改善都有促进作用。另外，生长激素还能加速脂肪代谢，随着它的增加，脂肪肝也会得到改善，而且头发获得的营养会更有保障。真是**百利而无一害呢**！

只是，不建议大家进行超过自己承受能力或是超负荷的运动。**只有适度的运动，才能带来生长激素与睾酮良好的平衡**，因此，大家在运动时一定要注意方式和方法。

3

肌肉训练 + 有氧运动，
是更加有效的生发策略

　　运动对生发有好处！每次我这样向患者建议时，对方必定会提出疑问：**"肌肉锻炼、有氧运动，哪种比较好？"** 理想模式是每次 20~30 分钟，顺序上，先进行一次肌肉锻炼，然后进行一次效率更高的有氧运动。

　　肌肉锻炼会促进睾酮的分泌，因此建议感觉自己有肥胖倾向的人积极进行肌肉锻炼，这样可以让体形更好看。

　　有氧运动会帮助我们燃烧体脂，身体储存这些脂肪作为能量源，想要燃烧脂肪就需要氧气，这种运动也因此得名。如果运动中能够包含慢跑、游泳、骑行等项目，并且坚持 20 分钟以上，让呼吸稍微急促起来，那么不仅能够燃烧脂肪，还能让身体变成更易燃烧脂肪的体质。

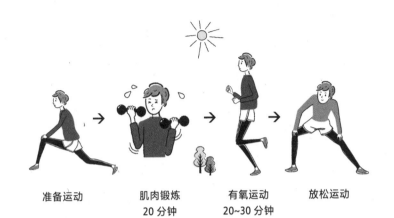

准备运动　　　　肌肉锻炼　　　　有氧运动　　　　放松运动
　　　　　　　　20 分钟　　　　20~30 分钟

对头发有益的运动模式示例

仅靠有氧运动无法使身体分泌更多的生长激素。生长激素是通过在有氧运动之前进行的肌肉锻炼（无氧运动）促进分泌的。

重复 10~15 次的运动强度（中等负荷），中间间隔 1 分钟，这样的肌肉锻炼可以让睾酮与生长激素的分泌同时增加。

另外，只有当血糖值降低到一定程度以下，身体才会开始燃烧脂肪，因此肌肉锻炼在促进生长激素分泌的同时，也会消耗掉作为能量源的葡萄糖，接下来就可以在慢跑中燃烧体脂了……所以这才是一个正确的组合模式。

增加肌肉，进一步提升基础代谢能力。基础代谢能力的提升也会提升免疫力，并刺激新陈代谢，让头皮的更新更加顺畅，自然会对头发的生长起到良好的作用。

只有通过"肌肉锻炼+有氧运动"这种组合，才能让生长激素更加有效地发挥作用，防止体内堆积多余的脂肪，令内脏良性运转，这是打造健康头发的黄金足组合！

最理想的状态是每周进行 2~3 次运动，每次可以进行 20 分钟肌肉锻炼，20~30 分钟有氧运动，10 分钟伸展（放松）运动。对于头发、整个身体的健康都是最佳的运动量，但是不喜欢运动的人可能会感觉这个门槛过高。

有氧运动可以舍弃慢跑，选择快步走。重点是要先进行肌肉锻炼，等到生长激素与睾酮的分泌增加后，再进行有氧运动，配合这种组合方式才会有效。如果很难将肌肉锻炼加入日常生活节奏，那么至少每周进行一次中等程度以上的运动（体操、快走等），然后循序渐进地进行吧。

运动可以解决脱发问题，初听之下大概会觉得有些难以置信。不过这种运动组合在头发和身体健康方面的效果是不可估量的。不相信的话尽管试一试！

通过肌肉训练锻炼大块肌肉，
促进生长激素分泌

　　说到肌肉锻炼，其实肌肉有不同种类并且居于不同的部位，想进行肌肉锻炼的人难免会感到困惑。

　　据说，**选择背阔肌、腹肌、股四头肌这样的大块肌肉**进行锻炼，更能高效地释放激素。实际上，运动时分泌的生长激素，通常是从肌肉组织之中释放出来的，所以锻炼大块肌肉产生的激素也会随之增加。去健身房健身的话，可以向教练咨询哪些器材对于锻炼上述大块肌肉更有效，以及锻炼方法是什么，然后根据教练的建议进行锻炼。

　　除腹肌、背肌（背阔肌或竖脊肌）、前锯肌之外，属于深层肌肉的髂腰肌等，也是推荐大家进行锻炼的部分。躯干肌肉可以支撑内脏，也是我们在运动中为了保持平衡而最先被用到的肌肉。锻炼躯干肌肉可以让我们的仪态变得更好，改善伴随年龄增长而产生的驼背及脊柱弯曲问题。另外，紧实的躯干肌肉也会让我们在完成取物、下蹲等动作时更加流畅，毕竟这是大家在日常生活中最常用到的肌肉。脊髓和自律神经都是沿着脊椎生长的，锻炼这附近的肌肉有利于改善腰疼等身体上的不适，因此非常推荐大家一试。

先开始锻炼**大块肌肉！躯干肌肉！**记住这一点之后，锻炼起来就容易多了。错误的肌肉锻炼不仅无法提升效果，还容易损伤身体。如果是新手的话，请遵照教练指导的正确方法进行锻炼。

运动不仅对头发有好处，而且能够帮助我们打造一个活力满满的健康体魄。

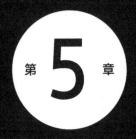

第 **5** 章

生发目标 4：减少压力

压力减少，头发就会恢复健康

———

STRESS

人人都有压力，人人都有脱发的危险

"最近压力好大……""这是个高压工作"诸如此类，在如今的日常生活中，一旦出现什么困难的状况，大家总是会用到"压力"这个词。不过，各位是否了解压力真正的意思与种类，清楚它的机制呢？

人们一般将压力解释为心理方面或精神方面的问题，但是最初，压力这个词是用来表示受到外部刺激时的紧张状态的。

这些外部刺激，可能来自天气或噪声等复杂的环境因素，来自药物或氧气的欠缺、过剩等化学因素，来自不安与烦恼等心理因素，或者来自人际关系受阻等社会因素。日常生活中有如此多的刺激可能导致压力，应该说人人都有来自某个方面的压力。

那么，外界的刺激为何会让我们感觉疲惫、意志消沉呢？这和交感神经与副交感神经有着莫大的关系。

神经担负着连接大脑与身体各部分的作用，分为存在于大脑与脊髓中的中枢神经和遍布全身的末梢神经这两大部分，它们各自有着不同的职责。末梢神经负责运动和感觉，中枢神经则负责发出指令将这些信息整合起来。作为末梢神经之一的自律神经，是从中枢神经最中枢的部分（下丘脑部分）延伸出来的。自律神经分为交感神经与副交感神经，负责调节平衡以及全身脏器和血管的活动，对我们日常生活有着极大的影响。

将人体比作车的话，交感神经就是加速器。在日常生活中的主要活动时间内，交感神经都发挥着作用。比如在工作会议上发表讲话，我们会因为紧张心跳加速，血压升高，不停出汗，有时还会口干舌燥。很多人都有紧张时吃东西难以下咽的感觉，这也是因为交感神经的影响导致肠胃活动被抑制了。

相对地，副交感神经就相当于刹车，在人体休息时发挥作用。比如，我们回到自己家中，进入了放松状态，大脑就会冷静下来，心跳也会放缓，进行饮食活动时肠胃也运转得更加积极。

我们的**日常生活就是靠这两种神经的开关来保持平衡的。**

然而，如果某些原因导致紧张状态持续延长，到了原本应该休息的睡觉时间依然无法放松，交感神经就会一直加速运转，心脏狂跳，瞳孔放大，在这样的状态下自然很难入睡，而负责刹车的副交感神经也就无法正常工作。另外，由于副交感神经能够刺激肠胃工作，像这种交感神经始终占据主动的情况，也会导致肠胃不调的问题。

压力就是指交感神经与副交感神经无法保持良好平衡的状态。

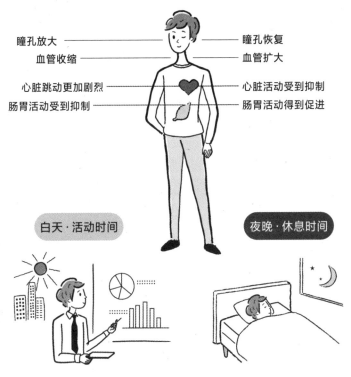

交感神经
发挥着加速器的作用

副交感神经
发挥着刹车的作用

瞳孔放大 ——————— 瞳孔恢复
血管收缩 ——————— 血管扩大
心脏跳动更加剧烈 ——————— 心脏活动受到抑制
肠胃活动受到抑制 ——————— 肠胃活动得到促进

白天·活动时间

夜晚·休息时间

交感神经与副交感神经的作用

这种状态持续下去就会变成慢性压力，最终甚至发展成一种疾病。

积累的压力还会导致血管收缩，因此血液循环也会随之变差。

自然而然，血流就更难到达作为末端的头皮，营养也很难输送给头发。由于回送心脏的血流也变差了，代谢物容易在头皮上淤积，毛孔堵塞造成头皮肿胀变硬，最终导致脱发。

2

压力与脱发密切相关

在前面的自查表中，应该有不少人都在"压力"一栏中勾选了许多条目吧？压力对现代人身心的影响可见一斑。可以说，**压力是所有身体不调的原因。**

即使从饮食来看，如果因压力出现便秘或腹泻的症状，好不容易摄取的营养也就无法加以利用，更无法送达头发。而且，感受到压力时，一种叫作皮质醇的激素也会增加，而这种激素会使食欲激增，造成暴饮暴食，导致糖化反应。因此也有压力型肥胖这种说法，可见**压力对饮食生活的影响有多大。**

另外，压力也会导致失眠或早上起床时情绪低落。睡眠无法得到保障，**生长激素的释放就会减少，妨碍头发的生长，导致脱发。**

压力持续积累，激素的平衡就会被打破。这样一来，精神与活力都会受到损伤，人会开始窝在家中，也很少运动。接下来，想要通过运动来获得的生长激素也会受到影响，**睾酮转换成二氢睾酮的量会增加，这就又成了加剧脱发的原因。**

综上所述，压力影响着其他各方面。

甚至可以说，压力就是脱发最大的原因。

压力与脱发之间存在着很深的关系。

更重要的是，**压力也会让身体制造活性氧。而活性氧就是身体里的锈迹。**

一旦产生活性氧，细胞的机能就会降低，无法向头发输送营养，代谢物堆积，妨碍头发的生长。在我们看不到的地方，压力正腐蚀着整个身体，对头发造成恶劣的影响。

接下来我会向大家详细说明，这种活性氧是如何妨碍头发生长的。

活性氧腐蚀身体，导致头发无法生长

只要活着，我们的身体就会时常产生活性氧。

活性氧具有比普通氧元素更强的氧化能力，这也是它的特征。切开的苹果放着不管，就会慢慢变成褐色，相信大家都见过吧？氧化就是这样一种状态。这是接触空气中的氧元素后发生的化学反应，长时间使用的铁器上会出现铁锈，也是同样的原理。

细胞在日常的活动中会使用氧气制造能量，在能量产生的过程中，就会有百分之几的概率转化为活性氧。我们身体之中，这种比氧元素更具氧化力的活性氧，是无论如何都会产生，并且氧化细胞的。

另外，**活性氧还有一个重要作用，就是攻击入侵身体的病毒与细菌，这对我们来说不可或缺。**

问题在于体内活性氧过多地增加。

导致活性氧增加的原因多种多样，除了之前所说的身体使用氧气制造能量以外，还有**抽烟、摄入合成药物、紫外线、过度运动、暴饮暴食以及压力等**。在压力之下，交感神经一直处于兴奋状态，导致血管收缩，血流受阻。当血流再次恢复时，就会产生活性氧，并且因压力增加的一种白细胞也会造成活性氧相应增加。在慢性压力的情况下，这种状态更是反复发生，活性氧也就不断增加，最终形成一个负向螺旋。

其实在人类的身体中，原本早已备下了大量用来消除活性氧的物质，它们被称为"抗氧化物质"。抗氧化酶、各种维生素、多酚类、褪黑素、男性的睾酮等都是人体内的抗氧化物质。不过，体内的活性氧过多时，抗氧化物质就无法将其去除干净，健康的细胞与基因还是会受到攻击。**如果头皮中的活性氧增加，生成毛发的毛母细胞也会受到攻击，妨碍毛发的生长。**细胞一旦"生锈"，无论头皮还是身体的状态，都会直线下降。此外，这种状态再加上糖分过高的饮食，就会诱发糖化反应，和氧化反应一起使头发与细胞的质量变得越来越差。

人只要活着，就需要摄入氧元素，也就永远会有活性氧存在于体内。所以重要的是**避免增加不必要的活性氧，以及提升能够抑制活性氧活动的抗氧化能力。**

换句话说，要**及时缓解压力，从而抑制活性氧的产生，并且多多摄取能够调节激素平衡、有抗氧化作用的食物。**

番茄与猕猴桃中的丰富维生素C、坚果中的维生素E、青椒或胡萝卜等绿色和黄色蔬菜，还有红葡萄酒和蓝莓中的多酚等，都

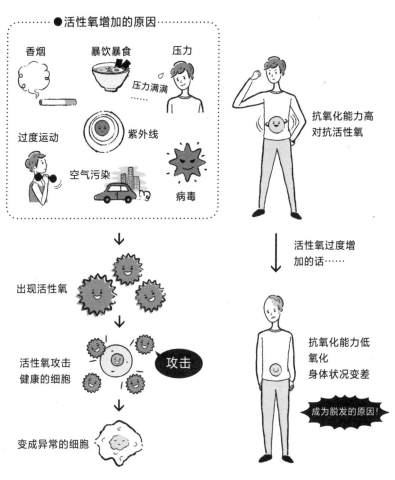

● 活性氧增加的原因

香烟　　暴饮暴食　　压力

压力满满……

过度运动　　　紫外线

空气污染　　病毒

抗氧化能力高
对抗活性氧

出现活性氧

活性氧攻击
健康的细胞

攻击

变成异常的细胞

活性氧过度增
加的话……

抗氧化能力低
氧化
身体状况变差

成为脱发的原因!

活性氧过度增加导致身体氧化

具有抗氧化作用。而每个季节可口的应季食材，其抗氧化能力也是非常强的。

对于感觉自己有压力问题的人，建议多摄取具有抗氧化作用的食物，并且尽量避免过多活性氧在体内出现。

4

通过运动排解压力，防止脱发

　　零压力的状态下，无论营养还是激素都可以实现最大的效率，那么一定能起到防止脱发问题恶化的作用吧。不过可惜的是，任何人都做不到零压力。所以，如何纾解压力和适应压力，才是长久留住头发的关键。

　　女性比较擅长通过吃甜食、购物、和朋友聊天等方式缓解压力，但是**男性不易将压力表露出来，很容易造成压力堆积**，一定要更加注意。

　　排解压力的方法有很多，不过我最推荐的还是运动。

　　让身体动起来有助于改善新陈代谢，自律神经也能更好地工作。特别是健身操、舞蹈、韵律操之后再加上健步走等，这些被称为节奏性运动的活动，**可以增加血清素的分泌，让人情绪稳定并且提高注意力**。关于血清素，正如在第 2 章所讲到的那样，早起感受到阳光的时候，褪黑素的分泌就停止了，相对地血清素开始生成。这种血清素是在大脑内工作的神经物质，它的增加能够稳定人的情绪，保持我们心态上的平衡，所以它又被称为"幸福激素"。

而且第3章也提到，运动可以让身体释放生长激素，对头发自然有增益效果。另外，流汗带来的爽快感，以及运动之后的成就感，都可以让压力发散出去。即便不是剧烈的运动，只是健步走或骑单车等，也可以达到效果。

我可以肯定地说，让身体动起来，是一种对身心和头发都有好处的排解压力的方法！

关于排解压力，我还有一点建议，就是留一些时间给自己喜欢做的事或兴趣爱好。只不过像打游戏这种一直待在家里的兴趣，会造成身体长时间缺乏运动，所以时不时还是要出去旅行或开车兜风之类的，寻找一些更为积极的兴趣。

还有，良好的社交关系、适度的性生活，也可以缓解压力，令人精神饱满。这也有助于男性睾酮的分泌，让人保持年轻。

吃喜欢的食物也是一种排解压力的办法，但还是要注意暴饮暴食和高糖、高热量的问题。糖化反应与氧化反应的加速对头发没有好处，因此在食物的质与量上都要优先考虑营养均衡。

目前为止已经讲了不少，大家可能也隐约察觉了，饮食、运动、睡眠、压力，其实是息息相关并且联合成一个整体的。

正是基于这些生活习惯的共同助力，我们才能一点点培育出具有旺盛生命力的头发。

吸烟真的对头发不好吗？

田路医生，拯救我的头发吧！

是的。**吸烟给身体带来的坏处显而易见，**对头发来说当然也不会有好处了。而其中的主要诱因就是尼古丁和一氧化碳。尼古丁会让血管收缩，血流无法到达头皮，于是营养也输送不过去。另外，尼古丁还会破坏对头发生长来说至关重要的维生素C，所以吸烟者的头皮和头发生长状况都不会很好。一氧化碳容易与血液中的血红蛋白结合，令头皮陷入缺氧状态。而且还会产生活性氧，攻击细胞，最终导致脱发。

在吸烟者中流行的加热式香烟（一种电子烟）也是含有尼古丁的，虽然含量较卷烟会少一些，但依然对头发有不良影响。

建议有脱发问题的人还是戒烟为妙。

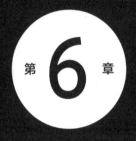

第 **6** 章

日常护理

养成自然而然护理头发的习惯

———

HOME CARE

HOME CARE

仔细清洁头皮污垢是护理头发的基础

那么，接下来我们要把目光集中在<mark>最容易被忽视的日常头发护理上</mark>了！

大概所有觉得自己有脱发问题的人都会如此：一旦听说哪种洗发水或生发剂之类的产品有效，就会毫不犹豫地买来试一试。这些产品里含有的<mark>有效成分会停留在表皮至真皮较浅的地方，并且沿着毛发表面和毛孔渗透，在某种程度上也可以到达发根。只不过，渗透的量微乎其微。</mark>

当然，说聊胜于无也没错，但是要想长出健康的头发，还是需要由整个身体向头皮输送丰富营养，需要丰富的血流和适当的激素刺激。与这些相比，洗发水与生发剂中能够被皮肤吸收的有效成分，简直少得不值一提。

第 2 章到第 5 章一直反复强调<mark>饮食、睡眠、运动、压力</mark>……只有基于这些要素，<mark>将内在的整体状态调整好，才能让头发变得</mark>

健康起来。否则即便一时看起来头发变多了，效果也总会越来越差。

营养均衡的饮食、连续 3 小时以上的深度睡眠、适当的运动，以及减少压力，借助诸如此类的方法，首先打造能让头发健康生长的基础。

而只有在这个基础上，护发和洗发的效果才得以实现。

并不是说那些大力宣传生发效果的洗发水或生发剂一定没有用，而是说如果能够与打基础的工作并行，一定能有效果。无论使用多么昂贵的洗发水或生发剂，唯有在体内进行一场彻底的生发革命，才能阻止脱发问题恶化，这一点请大家务必铭记。

话说回来，大家使用洗发水洗发时用的是哪种方法呢？

关于这一点，一直是众说纷纭，比如"用××洗发水可以生发""不用洗发水对头发更好""其实洗头次数越少越好"等，想必大家也很迷惑吧。

我给我的患者的建议是：睡觉前将头皮上的污垢清洗干净，并且保持适度湿润。男性使用定型剂的概率比女性大很多，头皮上的皮脂分泌旺盛，更容易粘着汗液与灰尘，所以清除污垢就变得更加重要。

不过，过度清洁会造成保护头皮滋润的皮脂严重脱落，导致头皮干燥，产生头屑。说到底，"适度保留水分与皮脂，将污垢清除干净"才是洗头的目的。

下面我将向大家说明洗头的手法，但有一点是大家在使用任

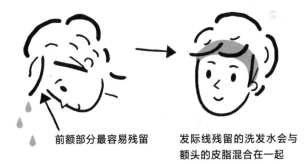

前额部分最容易残留　　发际线残留的洗发水会与
　　　　　　　　　　　额头的皮脂混合在一起

洗发水残留较多的位置

何洗发水时都必须注意的，那就是洗发水冲洗不干净的问题。男性的前额与发际线是常见的洗发水残留位置。特别是残留在发际线部分的洗发水，会跟额头的皮脂混合，引起脓包或疹子。所以冲洗一定要认真，好好将洗发水全部冲掉。

2

洗头时不要抓挠头皮

由于头皮瘙痒、头屑等问题，大家是不是有洗头时用指甲抓头皮的习惯呢？

又或者是一下挤太多洗发水，冲洗时却草草冲一下表面就完事了呢？

这两种习惯其实对头皮都没有好处，大家来学习一下正确的洗头方式吧。

首先，水温如果太高，就会过度损伤皮脂，也会给头皮和头发造成负担，因此 **37~40 摄氏度的温水是最理想的**。注意不要让头皮突然接触热水。首先，从头发至头皮都要彻底用温水打湿，然后再上洗发水。根据头发长度与发量，还有各种产品自身的特点，洗发水的用量不尽相同，但男性一般用 1~2 泵是适量的。

洗发水不要直接用在头发上，而是先在手心搓出少许泡沫，再揉搓头发，并且用指腹轻柔地按摩头皮进行清洗。这时候如果用指甲抓头皮，或者让头发互相摩擦，就会损伤头皮和头发，一定要小心。**容易产生汗味的耳后和后脑勺等部位，也要记得用指腹按摩清洗一下哦。**

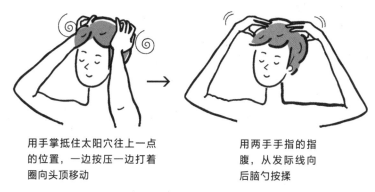

用手掌抵住太阳穴往上一点
的位置，一边按压一边打着
圈向头顶移动

用两手手指的指
腹，从发际线向
后脑勺按揉

按摩头皮的方法

涂好洗发水后，**搭配简单的头皮按摩，有助于改善血液循环，更有利于营养的输送。**首先，两手轻轻抓揉头部，拇指指腹放在耳朵上方，轻轻向上提起，做打圈动作，然后用手掌抵住太阳穴往上一点的位置，一边按压一边打着圈向头顶移动。**借助洗发水的泡沫，手指移动起来很方便，因此非常推荐大家在洗头时进行头皮按摩。**耳朵前面、发际线、脑户穴到头顶，这些地方有大量养护头皮的粗血管，按摩可以起到促进血液循环的效果。

按摩之后，为避免前额等位置残留洗发水，一定要认真冲洗。如果使用护发素或发膜等产品，只涂抹在头发上即可。虽然各家产品可能有所不同，但是头皮抹上护发素后，皮脂会淤积在毛孔之中，所以请尽量只在头发表面使用。

　　淋浴、洗头都是我们习以为常的事情，每个人的习惯与方法也千差万别，但是**仔细清洗头发是改善脱发问题的重要一步，这是毋庸置疑的。**

| HOME CARE |

廉价的生发洗发水与
强力去屑洗发水都没什么用

很多人在刚刚发现自己有脱发问题时，首先想到的反而是自己使用的洗发水，而非身体状态或营养均衡。

如今针对脱发的洗发水遍布药妆店、超市以及网上购物平台。想必大家也很纠结，自己到底该用哪一种呢？这些又是否真的有用呢？

关于洗发水，男性普遍存在一种思维定式：头皮毛孔堵塞，影响生发；进而想要清洁皮脂和污垢；最终选择清洁力强的洗发水。

洗发水中能够增强清洁力的成分，多数都使用了石油副产品所合成的界面活性剂。这种物质以石油为原料，能够去除单纯用水难以洗掉的皮脂、污垢，虽然在清洁方面表现优异，但对头发和头皮有刺激，有脱发倾向的人应该避免使用这种洗发水。

另外，**写着"养发""生发"，价格却特别便宜的洗发水，基**

本就不要期待它能对解决脱发问题有什么作用了。 实际上，对头发和头皮刺激较小又能洗净污垢的成分，本身成本就不低。如果想要头发和头皮健康，建议大家选择"氨基酸洗发水"这一类，该类型下的很多产品在成分上更加稳定，效果也很显著。

看到大肆宣传"生发"效果又很便宜的洗发水时，即使非常心动，在购买之前也不要忘记检查一下成分表。

还有一个问题大家也经常问起：**含硅油洗发水和无硅油洗发水，究竟哪种对头发更好？**

硅油是一种能够对头发表面起到保护作用的成分。使用这种洗发水洗头后，头发会格外柔顺，用手指就能顺畅地梳开。头发太涩就会造成损伤，因此洗发水必然会在清洁成分之上再加入这种保护成分。

硅油这种成分本身对头发和头皮并没有坏处，硅油不仅可以保护头发，还可以在头皮上形成保护膜，于是就有人担心，如果不每天用洗发水清洗干净，这层膜会与皮脂和污垢混合在一起。出于这种顾虑，再加上希望极力减少与头皮接触的化学成分，**最近无硅油洗发水开始备受关注。**

总的来说，清洁效果理想，对头发和头皮又相对温和的清洁成分，搭配硅油是没有问题的。如果加入的是能够代替硅油的更加优质的保护成分，那当然更好了。反倒是某些洗发水吹嘘无硅油，却只添加了效果很弱的保护成分，甚至还使用了对头发和头皮刺激较大的石油性合成界面活性剂。所以大家在购买时一定要

洗发水的清洁成分分类表

	高级酒精类	皂基类	氨基酸类
表面活性剂种类	以石油为原料合成的表面活性剂	以天然原料合成的表面活性剂	
成分标注示例	月桂醇聚醚硫酸钠 月桂醇聚醚硫酸酯钠	肥皂 月桂酸钠 油酸钠 硬脂酸钠	月桂氨基甲基氮基丙酸钠 椰油酰谷氨酸钠
清洁力	极强	强	较弱
起泡性	◎	○	○
刺激性	对皮肤及毛发刺激性较强	刺激性较低，但容易造成头发干涩	刺激性较低，具有一定的保湿能力
价格	低	低	高
建议使用人群	皮肤耐受度较高的人 经常使用定型剂的人 户外作业或运动后想降低成本的人	皮脂较多的人 经常使用定型剂的人	肤质和发质不好的人 有头屑或其他头皮问题的人 对头发及头皮护理有要求的人

※ 以上清洁成分（表面活性剂）在商品生产中都是保护成分（硅等）、保湿成分和有效成分配合研制的。

记得检查成分表。

即使如此，可选的洗发水依然多如牛毛，**如果不知道选哪个好，那就先用用看，然后选择使用后感觉最适合自己头发与头皮的，这样做选择最轻松，也最接近正确答案。**我觉得与其纠结于洗发水，不如使用正确的洗护方法，后者对头发的增益反而更大。

"热水代替洗发水"
对缓解脱发并没有好处

最近有一种流行的说法：洗发水会对头发造成损伤，**只用热水清洗对解决脱发问题更有好处。**

如果每天清洗得足够仔细，确实可以在一定程度上用热水去除头发上的灰尘和头皮屑。只不过，皮脂很难溶于水，不仅这些污垢会与脱落的表皮混合淤积，啫喱或蜡质的定型剂光靠热水也很难洗掉，所以还是推荐大家使用洗发水来清洁。

定型剂如果去不干净，残留在头发和头皮上就会变成细菌的繁殖场，产生糟糕的味道，并且成为堵塞毛孔、令头皮变硬的原因，因此应该用洗发水好好清洗干净。另外，与女性相比，男性的头皮因为激素更易分泌皮脂，所以从清洁的角度出发，**也建议大家选择适合自己的洗发水。**

只不过，对于头皮不怎么出油，反而比较干燥的人，或者头皮泛红有炎症的人，用热水代替含有刺激成分的洗发水或许更好一些。还有，就算日常只用热水洗头，最好还是以比如每周一次的频率用洗发水彻底清理一下头皮上的污垢。

只用热水洗头，难以解决定型剂和皮脂污垢的问题，但是用洗发水又会产生刺激……有这种烦恼的人，建议间隔使用热水洗头和洗发水洗头的方法。

HOME CARE

5

早洗头 vs 晚洗头

大家每天会洗几次头呢？

酷暑之日另当别论，平时**一天洗一次头发就足够了**。这样可以去除一天中的皮脂和污垢。如果洗头次数过多，就会导致头皮干燥，一定要多加注意（即便如此还是觉得头发油腻的话，有可能是摄入糖分过多或压力导致皮脂增多）。

问题在于应该什么时候洗头。可能是生活习惯和季节的影响，很多人都是早上出门前洗一次，晚上回家就直接睡觉了吧？

考虑到头发的生长，还是建议大家晚上洗头。

我在第 3 章中曾向大家解释过，夜晚的睡眠时间非常重要，因为这段时间身体会释放促进头发生长的生长激素。生长激素虽然一直在分泌，但从入睡后 3 小时开始的深度睡眠时间，是分泌得最多的时候。因此，**夜晚睡前淋浴，去除头皮的污垢并纾解压力，为细胞创造一个舒适的工作环境，才是最佳选择。**

只要打造出令细胞舒适的环境，营养就容易传递给毛母细胞，生长激素分泌后，也能更有效地发挥作用，从而促进头发生长。简而言之，**晚上洗头能够起到让生长激素更好地工作的作用。**

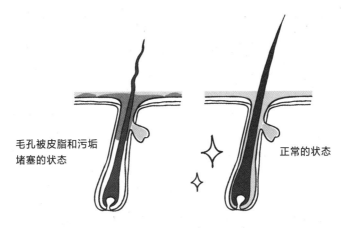

毛孔被皮脂和污垢堵塞的状态

正常的状态

毛孔堵塞会妨碍毛发生长

只不过，如果早上洗头已经成为日常习惯，并且更符合自己的生活节奏，更不会带来不必要的压力，那么也没必要强行改成晚上洗头。这类人只要通过运动或营养等其他方面的努力进行对头发护理的补充就可以了。

"必须如何"这种念头本身就会造成压力。**随机应变，选择适合自己的头发护理习惯**，并且长期坚持下去，才是见效的关键。

正确使用发胶和吹风机

留短发的各位，是不是因为头发过短，在洗发后就只用毛巾擦干，或者擦也不擦，干脆放着不管？**头发湿着不管的话，不但容易滋生细菌和引发异味，还会对头皮造成伤害，妨碍头发的生长。**另外，湿着头发睡觉的话，湿发与枕头和床单的摩擦也会伤害头发表面，使头发越来越干涩。所以说**湿发是头发最易受损的状态。**

那么吹风机的热风会不会给头发带来损伤呢？有人因为这个顾虑就对吹风机敬而远之，但其实只要使用得当，是不会有问题的。首先，用毛巾擦头发，去除多余的水分。其次，吹风机风口与头发保持 15 厘米的距离，从发根开始逐渐向发梢吹干。注意，在同一个地方不要一个方向吹过长时间。

常梳头发益处多多

如果向拥有浓密头发的美丽女性询问她们平时都做哪些护理，大部分都会回答："我会用发梳梳头。"头发短的男性可能没有梳头的习惯，不过**发梳对头发的确大有好处，希望男性也使用起来。**

首先，在洗发前用发梳梳透头发，让污垢从头皮表面浮起来，这样不仅清洗起来更加方便，也有利于去除残留的定型剂。其次，在做造型之前梳透头发，可以**让头发更有光泽，不仅减少毛糙，也更容易显出发量。**有如此令人欢喜的效果，各位一定要试试看。

此外，**在使用发梳时，推荐大家顺便做做头皮按摩。**

如下页图所示，血流是很难到达头顶的。**养护头皮的重点血流位置，在于耳朵前方、眉头附近、脑户穴、耳朵后方这4个位置**，所以通过从这4个点给头部做按摩，引导血流，不仅有利于促进头皮的血液循环，也有利于营养和激素到达头顶。

当然，强烈建议用手指或手掌配合发梳来按摩头皮。特别推

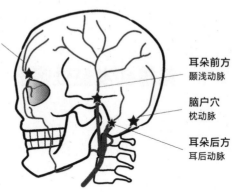

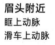

眉头附近
眶上动脉
滑车上动脉

耳朵前方
颞浅动脉

脑户穴
枕动脉

耳朵后方
耳后动脉

养护头皮的重要血液循环

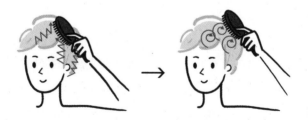

从耳朵上方向头顶梳，想象着提拉头皮的感觉，力道不必过重，感觉舒适即可，呈"之"字形大幅度揉刷。

在头顶部小范围打圈，同时轻轻按压。然后一点点按摩整个头部。

按摩发刷的使用方法

荐使用前端有适当弧度、接触头皮时有弹性的按摩头皮专用气垫发梳。

用发梳按摩头皮时，要从耳朵正上方向头顶梳，带一些压力，做"之"字形大幅度揉梳。左右两边重复 10 次左右。

然后**在头顶部小范围打圈，同时轻轻按压**。一点点前后左右移动，进行按摩。可以一直持续到感觉略微发热。

这样的按摩可以让营养与激素更易传至头发，**头皮的僵硬自然也能得到缓解，放松后睡眠质量也会跟着有所提高。**

我在上班的间隙也给自己这样按摩，不仅能够让头脑清醒，而且头发会随之健康起来，因此非常推荐男性使用发梳。

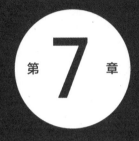

第 **7** 章

生发前沿

最新的生发剂与脱发治疗手段

——

MEDICINE

1

使用药物和生发剂之前，
请先咨询专业医生

至此，关于脱发的对策，我已经重复强调了许多次，**最重要的是从身体内部着手，打造能够让头发健康生长的地基。**

就像"常吃××就肯定不会生病""用了××，人都可以变瘦"这些不靠谱的说法一样，在解决脱发问题上，至今还没有一个简单的正确答案。

不过，**健康的身体与良好的生活习惯，再加上简单的护理，是可以对生发、护发产生有益影响的。而这一点还没有被大众熟知。**因此在接受生发相关的采访时，我每次必提的一句台词便是：**"只要正确地吃、睡、运动，头发自然就会长出来。"**

话虽如此，一旦感觉自己出现脱发问题，很多人还是会忍不住尝试生发剂或各种美发手段，甚至挑战药物治疗等方法。接下来要为大家讲解的，是在此前所讲内容的基础之上，即打造出有利于头发生长的身体之后，再与**内服药、外用药、注射、美发等手段并用，从而使效果更加显著的生发治疗**，也就是**生发前沿**。

得益于最近的研究与开发进展，生发治疗也有了从外用药到内服药、针剂注射等多种手段。

作为外用药的代表，生发剂等药物如今在一般的药店中就有不少选择，所以很多人已经将它当作日常护理的一部分。之后我还会做更详细的说明，总之，**生发剂的关键在于其中含有多少对生发有效的成分。**有效成分越多，当然效果就越好，但带来的刺激也越强，头皮适应不了的话会感觉发热，甚至引起炎症。如今很多人也会选择从网上购买海外的生发产品，里面或许含有在本国不被认可的成分，这一点请务必留心。

如果想认真解决脱发问题，还是应该去AGA专业门诊。门诊会针对身体营养不足给予指导，有些会用药或开处方，治疗手段也是多种多样的，所以建议大家事先调查一下诊疗内容与风评，选择最符合自己期待的治疗方式，从这一点出发选择诊所。

避免在生发剂和内服药的购买和使用上自作主张。特别是内服药，其中有些品质低劣的产品，在成分含量上已经超过人们所能接受的剂量，严重时有可能会有阳痿、心律不齐等副作用，因此**绝对不能通过网购等方式随便购买和服用海外生发产品。**

另外，很多内服药一旦停药就会失去效果，关于长期使用的安全性，也务必向专科医生咨询确认。

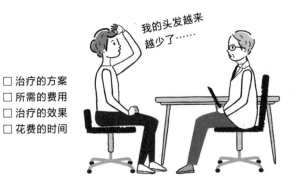

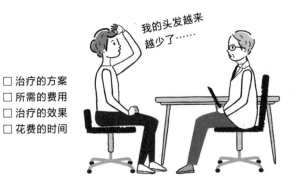 部分内文字：
我的头发越来越少了……

□ 治疗的方案
□ 所需的费用
□ 治疗的效果
□ 花费的时间

AGA门诊的咨询要点

　　在治疗脱发的内服药方面，现代科技的效果还是可以期待的。因此我更希望大家能够在向医生咨询的前提下，安全地加以利用。

| MEDICINE |

2

生发剂的主要成分米诺地尔
已被证实有生发作用

首先，我们来具体聊一下最容易入手的外用生发剂。

目前，"RiUP""落健"等以米诺地尔为主要成分的生发剂在市场上最为常见。作为生发成分，米诺地尔已经非常有名了，可实际上，它原本并不是为了生发、养发而被研发出来的。

米诺地尔最初是治疗高血压的内服药，随后才被认可了生发方面的效果。它具有促进血管扩张和新生，从而促进血液流通的作用，同时具有增加毛母细胞的效果，因此可以改善脱发。应该说这是偶然发现的效用，不过米诺地尔作为影响全身的降压药，服用时也会产生各种各样的副作用，比如低血压（头晕目眩等症状）、多毛、浮肿、皮肤粗糙、性欲减退、心悸、心律不齐等。当然，也有人持续服药却没有任何副作用。但作为治疗脱发的药物来说，米诺地尔仍然属于比较容易引起副作用的一类。

所以，开始服用药物之前要做好体检，我推荐大家每半年检查一次循环系统与泌尿系统。也正是出于这个原因，相比于内服药，米诺地尔被更广泛地用在了副作用风险相对较低的外用生发剂中。

大部分男性的头皮都比女性要厚，因此主流外用生发剂的米诺地尔配比不相同，女性使用的配比通常为1%，男性为5%。数字越大，效果就会越强，但越容易出现头皮瘙痒、泛红等副作用。

另外，成分会被头皮吸收，所以难免会出现与内服药同样的副作用，本身患有心血管疾病（正在服用降压药）的人，一定要随时注意身体变化，谨慎使用。

又或者，**第一次使用米诺地尔类生发剂的人，可以从1%这种配比较少的产品开始逐渐适应。**而且，有些产品使用了天然的类米诺地尔成分，或是有效结合了有益于头皮和毛母细胞健康的营养成分、抗氧化成分、消炎成分等。这些产品不只是简单地刺激生发，同时能培育健康的头皮，因此尤其推荐大家使用。

原则上，生发剂应一天两次涂抹于头皮。我们需要根据产品本身特性来决定用量，而不是脱发的面积。**超出规定范围地频繁使用或随意加量并不能增强生发效果。**

用于生发的药品、准药品、化妆品在效果上有差别吗？

在药店购买生发剂或生发洗发水的时候，很多人都会疑惑，药品、准药品、化妆品等各自有什么效果呢？

举例来说，药品就是医疗使用的激光仪，而准药品是美容院使用的美容仪，化妆品则是家用美容器械，大家可以按照这个印象来联想。它们之间存在着很大差异，并不是说准药品和化妆品就不好，而是它们需要不同的使用方法才能见效。定义产品属性的标准主要有以下几点。

○药品

指以预防和治疗为目的的药物，并且其有效成分的效果已得到认可。能被医院的医生作为处方使用的医用药品，或通过药房、药店公开出售的OTC（非处方）药品（感冒药、肠胃药、止痛药、眼药、滋补药剂等）。

○准药品

此类产品含有效果及功能被认可的有效成分，但在人体内发挥的作用相对缓和。以缓解日常不适为目标的生发剂、入浴剂等就属于此类。增强了杀菌消毒效果的"药用化妆品"也归在这一类，而非化妆品。

杀虫药之类的用于人或动物保健的药品，也属于准药品。

另外，由于被认定为安全性相对较高而从药品中移除的肠胃调整类药物，也归为"指定准药品"。

○化妆品

成分相较于准药品更加温和的一类，侧重于清洁人体，增加美感与魅力，保健肌肤或头发。

以涂抹、覆盖为目的使用的产品也被归为化妆品。

生发剂相关产品基本都属于准药品，不过米诺地尔本身是被承认具有生发效果的药品，所以被归为可在药房出售的第一类药品。此外，有些产品会根据米诺地尔浓度的不同来区分药品或准药品。顺带一提，第一类药品在药店需有药剂师出示的说明才能购买。

无论如何，对自己的身体状况或固有疾病感到担忧的话，在购买前一定要向医生或药剂师咨询。不要看到成分含量高就随便通过境外网站私自购买和使用类似产品。

要注意AGA内服药的副作用

主要的生发治疗手段之一是内服药。

相较于非那雄胺这个成分名，还是"保法止"这个商品名更广为人知，它能够限制二氢睾酮的产生，而正是这种激素加速了AGA的进程。现在已经有超过 60 个国家承认了它的作用，将其作为治疗AGA的处方药，但它并不适用于斑秃和抗癌药等引起的脱发。

AGA的产生，是由于睾酮被 5α–还原酶转换成二氢睾酮，使得毛母细胞制造新毛发的活动受到抑制，导致脱发和毛发稀疏的问题。但只要每日一次服用非那雄胺，就可以有效阻断 5α–还原酶转化睾酮的作用。

通过持续服药，绝大多数患者都防止了AGA恶化，或者使情况得到改善。真是了不起的药物啊！

不过大家还是要留意它的几种副作用。

最有名的副作用之一便是性欲减退与勃起功能障碍，两种症状的发生概率分别为 1% 左右。长期服用导致的精子减少等问题也已经被证实，之后考虑要小孩的人在选择时还需谨慎。

另外，作为前列腺癌标记物的 PSA（一种存在于血液之中的前列腺特异蛋白质）也会因服药而减半。如果服用非那雄胺，一定要向主治医生和体检机构说明。

内服药还存在着一个关隘：一旦开始服用，就必须持续下去。而生发剂也是如此，少说也要持续使用 3~6 个月，否则很难看出效果。

顺便再说一下药的费用问题，我在此举下面这些例子以供大家参考。

除了鼻祖"保法止"以外，像 Pfizer、泽井制药、TOWA 这些公司出品的无商标的 1 毫克量非那雄胺片剂，也会作为治疗 AGA 的药物出售。

诊所不同，价格也会存在差异，一个月的用药价格在 3 000~7 000 日元①。总的来说，"保法止"的价格比较高，普通的大约会再便宜 1 000~2 000 日元。

○价格差距（不同诊所的价格会有差异）

"保法止"（MSD 公司）约 4 200 日元每月

非那雄胺片剂（Pfizer）约 3 400 日元每月

---

① 人民币和日元汇率为 1 日元≈0.0596 人民币（2021 年 3 月 17 日）。

非那雄胺片剂（泽井）约 3 800 日元每月

非那雄胺片剂（TOWA）约 4 300 日元每月

这些片剂中作为主要成分的非那雄胺都是一样的，但添加物与片剂形状，以及因此导致的吸收效果和各自适配的体质（免疫系统等）都存在差异。另外，一些诊所还会使用自己研发的处方，但是在日本并未获得认可，所以就安全性来说可信度较低。

不管怎么说，以便宜的药做处方的诊所，是为了确保处方本身能够重复使用，才将价格定得比较低。如果只是想买到价格优惠的药，选择这样的诊所确实比较方便，但其他方面对治疗脱发的帮助就很难保障了。

另外，从安全性上说，和生发剂一样，不推荐个人从海外购买AGA治疗药物。正如日本厚生劳动省官网上提示的那样，**AGA特效药为处方药，需要有医生的处方才能购买使用。**

请大家到诊所就诊，遵医嘱正确服用。

5

贵有贵的道理，
但定期注射生发针才有效果

生发针是将生发成分直接注射到头皮中的治疗手段。

这里使用的有效成分，主要是米诺地尔与生长因子两种。我在内服、外用的部分已经介绍过米诺地尔这种具有生发效果的成分，而生长因子则是一种能够促进体内特定细胞分化的蛋白质。添加生长因子可以活化毛母细胞，改善头皮状态。

有些诊所也会在这两种成分的基础上，搭配营养成分或抗氧化成分，研发出原创的"生发针"，因此在接受治疗前还是应该向医生问清楚具体成分，这样才比较稳妥。

米诺地尔分子量极小，仅靠涂抹也可以渗透进去，而生长因子的分子量则比较大，仅靠涂抹没什么效果，基本都是使用在注射中。怕疼的人也可以选择能够提高渗透效果的方法，而非针剂注射。所以在手段和措施上，大家还是要仔细确认。

生发针依靠注射的方法，可以让有效成分直接到达头皮，**只不过存在费用的问题，每周去医院治疗 2~4 次的话，一个月差不多就要花费数万日元，也是相当昂贵了。**此外，这种治疗需要持续、定期才能有效果，一旦停止就会慢慢恢复原状。

头发的生长，原本依靠的就是营养、激素与自律神经的综合作用，需要让头皮与毛母细胞每天都能接收血流、营养成分、激素和生长因子。如果支撑头发生长的地基状态不好，即使刚开始注射生发针剂时能看到一些效果，对药物的反应也会越来越小。我还是觉得，**与其依赖生发针，不如通过改善饮食、睡眠、适度运动和缓解压力来调整体内状态，后者不仅有效，而且持续性很好，不会轻易反弹。**

当然可能还是有人无论如何都想使用生发针，毕竟通过调整身体状态来解决生发问题虽然变化相对稳定，但也要花费不少时间，那么**可以将针剂注射作为生发的加速器来使用，**又或者是在将体内环境调整到一定阶段的时候，用针剂注射辅助身体生发。

正如最初向大家阐述的那样，**没有一个可供头发生长的地基，即使花钱、花时间注射生发针或使用生发剂，头发也无法从根本上获得健康。**

MEDICINE

头皮美容是放松与减压的好方法

　　除了注射与内服这种医疗手段，美容院或美发沙龙中使用的针灸等方法，也可以起到养护头皮与头发的作用，对治疗脱发也是有效的。

　　最近有不少美发沙龙和理发店添加了头皮按摩、头部水疗的项目，也吸引了不少男性顾客。其中也有专门服务男性顾客的沙龙。比起自己动手，偶尔享受一下专业的养护手法也是不错的选择。

　　头部水疗与头皮按摩可以缓解头皮僵硬、改善血液循环，从而改善整体的头皮环境。头皮环境得到改善后，就更容易接收营养与激素，这与改善脱发问题是息息相关的。

　　另外，**美容院的护理也可以起到身心放松的效果，有助于缓解压力，提高睡眠质量。**在头部按摩与护理中舒服得可以睡着，这就是身心放松的效果。在前面的自查表中压力这一项标记特别多的人，偶尔还是应该享受一下这种奢侈的护理方式。

美容沙龙的消费也不算便宜，一个月去数次可能有些困难，建议大家 1~2 个月去一次，检查头皮状态，自我更新一下。

不过，正如一开始在序章中所说的那样，养成使用洗发水洗头、按摩头皮、用发梳等能够护理头发的日常习惯，不用花太多钱，也可能达到很好的效果。

将专业治疗与个人护理很好地结合起来，为头发生长创造出良好的头皮环境吧！

头发护理工具推荐

　　饮食、睡眠、运动、压力，在从这四个方面尝试改善身体状态的同时，细致的日常护理能够帮助我们更好地改善脱发问题。护理头发时，为了能够事半功倍，发梳、洗发水、生发剂等产品的选择一定要慎重。下面我向大家介绍一些我在门诊中推荐过的可用于改善脱发的养护用品与工具。

　　　*以下商品标注的全部为不含税价格（截至 2019 年 6 月）

好物 01

电针发梳

以低频震动改善僵化头皮的血流

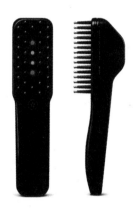

通过发梳前端的 32 根针头改善头皮僵硬的问题。针头能够发出低频周波按摩头皮，激活发根。一天一次，10~20 分钟，只要像一般发梳一样使用即可。电流刺激可以促进肾上腺素活动，同时达到缓解压力和放松的效果。价格相当高，不过也可用于改善面部下垂和浮肿的问题，全家都能使用。

价格：18 万日元

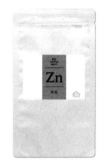

好物 02

M's supplement Zn

有效补充头发生长不可或缺的锌元素

锌元素是生成蛋白质的必要条件，而蛋白质是头发的构成部分。作为一种人体内本来就很容易缺乏的营养物质，伴随年龄增长，锌元素的吸收率会越来越低，因此一定要有意识地摄取补充。饮食不规律的人可以很好地利用营养剂。

容量：60 粒胶囊

价格：6 000 日元

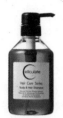

好物 03

Cellculate 头皮及
头发洗发水

**温柔不刺激头皮，真实感受舒缓的
洗护效果**

配合氨基酸类清洁成分，温和保护头皮及
头发的无硅油洗发水。严选汉方及日本本
土植物提取物，在调整头皮状态的同时，
彻底清洁毛孔。先取适量在手中揉搓起泡，
再以按摩的手法温和清洗头皮，起泡后静
置 1~2 分钟，用水冲净即可。
容量：500 毫升、200 毫升
价格：4 500 日元、2 500 日元
*也有配以芳香成分的洗发水

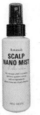

好物 04

ASTONISH 头皮养护
纳米喷雾

**以尖端的专利技术提升对
头皮的渗透力**

含有 10 种改善头皮状态的成分，以及最
新的生发成分米诺地尔的相似成分，配合
乙酰基四肽-3 等制成的喷雾。尖端的专利
技术，令其渗透头皮的能力有了飞跃般的
提升。在洗发水之后使用，也非常方便。
容量：100 毫升
价格：8 000 日元

约 3 个月的生发护理及生活改善可以达到如此效果！

63 岁男性。典型
的 O 形脱发。虽
然喜好运动，但
没有任何生发护
理经验。

生发护理之前

约 3 个月后

经过 3 个月的生
活改善与生发护
理，头发显著变
粗，头顶的脱发
问题也有了明显
改善。

基于田路医生的诊断，一方面是生发护理，早晚涂抹 "ASTONISH 头皮养护纳米喷雾"
后，轻柔地进行头皮按摩，并服用保法止；另一方面是改善生活，每天进行简单的腹
部肌肉锻炼和拉伸运动，每周 2~3 次 30 分钟的慢跑，并服用维生素 C、B 族维生素的
补充剂，同时注意营养均衡。

后记

　　人们都说，谁能研制出治疗脱发的特效药，就应该颁给他一座诺贝尔奖奖杯。但是反过来说，这样就意味着"无限接近不可能"。

　　正因如此，每当看到那些把新的生发成分吹嘘得像魔法药一般的广告，以及看到广告后就趋之若鹜的人，我总会觉得哪里不对。

　　通过外部手法生发正值盛行之际，但我始终坚持一点，即使用同样的药，只靠反复注射进行治疗的外部方法是我无论如何都不愿使用的。对于置身外科领域的我来说，"把病彻底治好然后出院"这种从病根上解决问题的方法才是常识，因此一旦停药就恢复原样的治疗，在我看来毫无意义。

　　生发并不是按一个按钮，头发就能长出来这么简单的事，可如果能够让体内形成一个良性循环，头发自然也会恢复健康。如果各位在读完本书之后，能够改变自己对头发与身体的固有认识，哪怕只是改掉一两个恶习，那么作为作者的我也会感到无比欣慰。

这是我的第一本书，非常感谢最初来找我商议，并且帮我确定了切实可行的日程表，又提供了各种建议帮助我完成创作、出版的集英社编辑志泽；还有为了将与头发相关的庞大信息更加简单易懂地传达给读者，在结构与提案阶段给了我很大提示的百田；还有百忙之中，对各种运营鼎力相助的松仓诊所宣传部的岩崎；以及虽然未曾谋面，但一直在文字彼端大放异彩的设计宫泽和校对鸥来堂。

大家的努力让我深感，正是由于这么多在各自岗位上竭尽全力发光发热的人，才能做出一本好书。

借此机会，向各位聚集起来组成如此一支优秀的团队表示由衷感谢。

团结一心，共同努力……其实这不正像我们的生发目标一样吗？

田路爱

2019 年 6 月